DIE BESTEN DIÄTEN VON A-Z
von Katja Becker

INHALT:

Abnehmen im Schlaf

Abnehmen im Schlaf - davon träumt wohl jeder! Doch Abnehmen im Schlaf funktioniert nicht nur durch Schlafen allein: Das eigentliche Geheimnis ist eine Insulin-Trennkost, die die Abnehmen im Schlaf-Diät begleitet. Abnehmen im Schlaf muss also kein Traum bleiben, sonder kann mit meinen Tips schnell wahr werden.

Abnehmen im Schlaf mit der richtigen Ernährung

Die Idee der Diät „Abnehmen im Schlaf" ist, den menschlichen Bio-Rhythmus und den Regenerationsstoffwechsel über Nacht für eine Diät zu nutzen. Der Regenerationsstoffwechsel ist dafür zuständig, die tagsüber geschädigten Zellen zu reparieren oder zu entsorgen. Die dafür benötigte Energie kommt dabei hauptsächlich aus Fetten. Aus diesem Grund spielt die richtige Ernährung auch beim Abnehmen im Schlaf eine entscheidende Rolle: Eine Insulin-Trennkost sorgt beim Abnehmen im Schlaf dafür, dass du nachts tatsächlich deine Röllchen zum Schmelzen bringst und wortwörtlich im Schlaf abnimmst. Durch drei Mahlzeiten am Tag, die du im Abstand von etwa fünf Stunden zu dir nimmst, und durch den Verzicht auf Snacks zwischendurch (natürlich), soll der Insulinspiegel möglichst niedrig gehalten werden. Deshalb steht bei der Abnehmen im Schlaf-Methode abends eine kohlenhydratarme Kost auf dem Plan. Kohlenhydrate verursachen nämlich eine vermehrte Insulin Ausschüttung, die die nächtliche Fettverbrennung hemmt.

Abnehmen im Schlaf schon beim Frühstück

Dein Frühstück darf laut der „Abnehmen im Schlaf" Philosophie hingegen kohlenhydratreich sein. Brot mit Marmelade oder Nutella sind also ebenso wenig „verboten" wie Müsli und Cerealien. Unbedingt verzichten solltest du hingegen beim Abnehmen im Schlaf auf Eiweißprodukte: Weder Milch noch Joghurt oder Käse dürfen zum Frühstück auf deinem Tisch stehen (ein kleiner Schluck Milch im Kaffee ist aber okay). Das kohlenhydratreiche Frühstück wird deinem Organismus die Energie für den ganzen Tag liefern und deine Verdauung ankurbeln.

Ausgewogenes Mittagessen beim Abnehmen im Schlaf

Je nach BMI-Wert und körperlicher Aktivität lässt sich anhand einer Tabelle bestimmen, wie viele Kohlenhydrate deine Mittagsmahlzeit bei der „Abnehmen im Schlaf"-Diät enthalten darf. Das Prinzip lautet satt essen. Dennoch sollte das Mittagessen bei der „Abnehmen im Schlaf" Diät aus ungefähr 50 Prozent Kohlenhydraten und 50 Prozent Eiweiß bestehen. Fisch oder mageres Fleisch in Kombination mit Kartoffeln oder Nudeln und Salat sind beispielsweise gute Kombinationen, die für eine ausgewogene Nährstoffversorgung bei der Abnehmen im Schlaf-Methode sorgen.

Abnehmen im Schlaf – Der Turbogang!

Wenn du merkst, dass du mit einem ausgewogenen Mittagessen nicht abnimmst, kannst du auch die Abnehmen im Schlaf Turbo Version versuchen und die Kohlenhydrate mittags entweder ganz weglassen oder zumindest stark reduzieren. Die Abnehmen im Schlaf Theorie unterscheidet zwischen zwei Typen von Kohlehydrate Verwertern: dem Ackerbauern und dem Nomaden. Ersterer ist ein guter Kohlehydrat-Verwerter, letzterer kommt besser mit Eiweißen zurecht. Hier ähnelt die Theorie der Stoffwechseldiät mit ihren Stoffwechseltypen.

Abnehmen im Schlaf: <u>Abends keine Kohlenhydrate!</u>

Das Abendessen ist der Knackpunkt bei Abnehmen im Schlaf – denn hier soll nach Möglichkeit sogar vollständig auf Kohlenhydrate verzichtet werden. Eine eiweißhaltige Ernährung am Abend begünstigt die nächtliche Fettverbrennung im Körper, da sie dafür sorgt, dass der Insulinspiegel konstant niedrig bleibt; kohlenhydratreiche Kost hingegen treibt den Insulinspiegel in die Höhe und behindert so die Fettverbrennung. Abendbrotalternativen sind stattdessen Joghurt, Sojaprodukte oder etwa leichte Fisch- und Fleischgerichte. So bleibt der Insulinspiegel im Blut über Nacht niedrig: Optimale Voraussetzungen für die nächtliche Fettverbrennung und das Abnehmen im Schlaf

Abnehmen im Schlaf: Weitere Voraussetzungen

Hast Du dich tagsüber vorbildlich verhalten, kommen noch einige weitere Faktoren hinzu, um das Abnehmen im Schlaf bestmöglich zu fördern. Sport ist zwar nicht essentiell, doch ein leichtes Ausdauertraining am frühen Abend fördert die Fettverbrennung über Nacht. Ein sehr wichtiger Faktor beim Abnehmen im Schlaf ist allerdings dein Ernährungsrhythmus: Zwischen deinen Mahlzeiten sollten fünf Stunden liegen, drei Mahlzeiten am Tag sind Pflicht, Zwischenmahlzeiten sind verboten. Trinken solltest du täglich drei Liter, am besten Wasser oder sehr stark verdünnte Fruchtschorlen. Auf kalorienreiche Getränke hingegen solltest du verzichten. Am wichtigsten ist aber der richtige Schlaf: Dein Schlafzimmer sollte möglichst abgedunkelt sein, da das müdigkeitsfördernde Hormon Melatonin vor allem bei Dunkelheit produziert wird. Du solltest immer vor 24 Uhr zu Bett gehen und mehr als sieben Stunden pro Nacht schlafen. Studien belegen nämlich eindeutig, dass zu wenig Schlaf zu Gewichtsproblemen führt. Vollständig verzichten solltest du auf Nikotin und Naschereien am Abend, da beide deinem täglichen Erfolgserlebnis auf der Waage entgegenwirken.

Es gilt also: Genieße deine Mahlzeiten! Abnehmen im Schlaf ist sogar mit Nutellabrot zum Frühstück und Fleisch, Gemüse oder Kartoffeln zur Mittagsmahlzeit möglich. Das klingt einfach, verlangt aber dennoch viel Durchhaltevermögen und einen starken Willen, insbesondere am Abend. Dennoch sprechen viele positive Erfahrungsberichte dafür, dass die „Abnehmen im Schlaf" Methode funktioniert und sehr erfolgreich sein kann – viel Glück!

Abnehmen mit Hypnose

Dauerhaft **abnehmen**ohne Diät und ohne Anstrengung des Willens – nur wenige Hypnose-Sitzungen sollen genügen, um tatsächlich mehrere Kilos abzunehmen. Abnehmen mit Hypnose klingt doch ziemlich nach Hokuspokus und unseriösen Versprechungen! Aber, abnehmen mit Hypnose ist tatsächlich möglich. Die Wirksamkeit der Suggestion beim Abnehmen ist wissenschaftlich nachgewiesen.

In einer Studie über Abnehmen mit Hypnose wurden zwei Gruppen untersucht, wobei die Probandinnen der ersten Gruppe mit reiner Verhaltenstherapie abnahmen, die Probandinnen der zweiten Gruppe mit einer Kombination aus Verhaltenstherapie und Hypnosesitzungen. Das Ergebnis war eindeutig: beide Gruppen nahmen ab, die hypnotisierten Probandinnen verloren jedoch mehr Gewicht (auch im Anschluss an das Programm) und der Abnehmerfolg hielt auch zwei Jahre nach Beendigung des Programms noch an.

Abnehmen mit Hypnose kann also tatsächlich die Wirkung **einer Diät** unterstützen. Die dauerhafte Wirksamkeit von nur einer *einzigen* Hypnosesitzung wird von vielen Experten allerdings bezweifelt. Um eine langfristige Verhaltensänderung hervorzurufen, ist ihrer Ansicht nach eine andauernde Behandlung in mehreren Sitzungen erforderlich. Abnehmen mit Hypnose sollte also über mehrere Sitzungen andauern.

Abnehmen mit Hypnose – Ursachenforschung

Der Ansatz bei der so genannten posthypnotischen Suggestion, also Abnehmen mit Hypnose, ist folgender: über das Unterbewusstsein sollen das Denken und Fühlen und infolge dessen das Handeln beeinflusst werden. Bevor es an die Hypnose geht, soll allerdings zunächst die Ursache des Problems erkannt werden. Warum essen wir mehr, als wir sollten? In welchen Situationen greifen wir zu Süßigkeiten? Denn die Psyche spielt beim Abnehmen mit Hypnose eine wichtige Rolle, weil meist sind erlernte Verhaltensmuster schuld daran, wenn wir gegen unser Übergewicht nicht ankommen. Etwa dann, wenn wir mit dem Essen negative Gefühle oder **Stress** zu kompensieren versuchen. Genau hier kann die Diät Abnehmen mit Hypnose ansetzen, denn sie erleichtert das Erlernen neuer, besserer Verhaltensmuster. Mittels Suggestion kann schließlich das Essverhalten im Unterbewusstsein bei Abnehmen mit Hypnose gewissermaßen „umprogrammiert" werden.

Abnehmen mit Hypnose: der richtige Therapeut

Sicher gibt es wie überall auch hier schwarze Schafe. Doch einen seriösen Therapeuten zu finden, ist die Voraussetzung für Abnehmen mit Hypnose. Hypnose ist Vertrauenssache. Entgegen vieler Vorurteile handelt es sich bei therapeutischer Hypnose keineswegs um eine Methode, bei der die hypnotisierte Person völlig die Kontrolle über sich verliert und Dinge gegen den eigentlichen Willen tut. Unseriöse Showhypnotiseure haben in dieser Hinsicht dem Ruf der Hypnose sehr geschadet. Professionelle Hypnose als Behandlungsmethode hat damit allerdings überhaupt nichts zu tun – hier verliert der Patient zu keinem Zeitpunkt die Kontrolle über sich selbst. Dennoch muss man sich fallen lassen können und das geht nur, wenn zwischen dem Therapeuten und der behandelten Person Sympathie und ein gewisses Vertrauen herrscht. Wer ganz sicher gehen will, einen kompetenten Hypnotiseur vor sich zu haben, kann sich an die **Deutsche Gesellschaft für Hypnose** wenden. Nur kompetente Hypnotiseure können die Abnehmen mit Hypnose Therapie durchführen!

Abnehmen mit Hypnose: Kosten und Dauer

Eine Hypnose-Sitzung von 50 Minuten kostet durchschnittlich etwa 80-120 Euro. Wie viele Sitzungen bei Abnehmen mit Hypnose nötig sind, ist individuell verschieden und hängt von der Zielsetzung der Behandlung, der Belastbarkeit des Patienten und anderen Faktoren ab. In Einzelfällen kann auch eine einzige Sitzung zum Abnehmen mit Hypnose genügen, was allerdings keineswegs der Regelfall ist. Die Krankenkasse übernimmt die Kosten für Hypnosetherapien sehr selten und nur in schweren Fällen.

Abnehmen mit Hypnose vom Band?

Mittlerweile werden auch zahlreiche Hypnose-CDs angeboten, die die gleiche Wirkung wie eine richtige Hypnose-Behandlung versprechen: Abnehmen mit Hypnose. Allerdings sind diese CDs nur bedingt empfehlenswert. Sie haben vor allem einen Nachteil gegenüber der Hypnose beim Therapeuten: sie können nicht individuell auf eine Person eingehen und arbeiten daher mit sehr pauschal formulierten Suggestionen wie ,,Ich esse keine Süßigkeiten mehr!". Dies kann bei einzelnen Menschen durchaus einen Effekt haben, bei anderen wiederum wird die Abnehmen mit Hypnose Wirkung ausbleiben. Bei der Behandlung bestimmter Symptome kann nämlich die genaue Wortwahl während der Hypnose durchaus von Bedeutung sein. Die individuelle Ursache, die jedem Gewichtsproblem zugrunde liegt, bleibt bei Hypnose-CDs zwangsläufig außen vor. Sie können das Verhalten unter Umständen kurzfristig beeinflussen, das eigentliche Problem lösen sie allerdings nicht.

Wer nur ein paar Kilos loswerden möchte und ansonsten keine Probleme mit seinen Essgewohnheiten hat, sollte nicht gleich auf Abnehmen mit Hypnose zurückgreifen, sondern sein Geld in gute Lebensmittel oder einen Sportkurs investieren.

Amapur Diät

„Drei Kilo in drei Tagen", freut sich Unternehmensberaterin Barbara Steinberg bei SAM, dem Lifestyle Magazin auf Pro7. Die Reporter haben sie bei ihrer 4-wöchigen Amapur Diät begleitet und gleichzeitig das Programm getestet. Auch in Diätforen gibt es bislang überwiegend positive Erfahrungen mit Amapur. Die ersten Erfolge scheinen schnell einzusetzen und das ganz ohne Kochen und Vorbereitung. Das Diätpaket von Amapur liefert nämlich Tüten, Dosen und Flaschen für eine komplette Ernährung für 10 oder 14 Tage.

Amapur: Turbo-Diät für alle mit wenig Zeit!

In dem Amapur Paket für Frauen oder Männer kann man wählen zwischen Müslis, Keksen, kleinen Snacks, Fertigsuppen, und Shakes in 22 Geschmacksrichtungen. Auch an Messbecher, kleine Mixer und Löffel haben die Diätexperten gedacht. Kochen und kaufen braucht man für bis zu vier Wochen nichts. Zusätzlich kann man einzelne Amapur Produkte für zwischendurch kaufen. Das soll gerade für Singles und Berufstätige von Vorteil sein, die wenig Zeit haben, oder meinen, dass sich das Kochen für eine Person nicht lohnt. Dafür muss man das Essen für den ganzen Tag einplanen, denn essen soll man jede Stunde. 12-15 Mahlzeiten pro Tag fallen bei Amapur an.

Fettverbrennung mit Amapur

Obwohl man sehr oft isst, nimmt man trotzdem schnell ab. Der Trick liegt in den kleinen Portionen und dem Ballaststoff Guar, der in den Produkten von Amapur enthalten ist. Nimmt man Nahrung zu sich, steigt der Insulinspiegel im Blut. Die Bauchspeicheldrüse wird belastet, es wird Zucker ausgeschüttet und folgend Fett im Körper eingelagert. Man nimmt zu.

Um also abzunehmen, sollte der Insulinspiegel niedrig gehalten werden. Der Ballaststoff Guar unterbindet zusätzlich den Transport von Zucker aus dem Darm. Durch die sehr kleinen Mahlzeiten von Amapur, die alle wichtigen Nährstoffe enthalten sowie das zugefügte Guar, wird die Zuckerausschüttung unterbunden, der Körper muss auf seine Fettreserven zurückgreifen, man nimmt ab. Die Amapur Diät schont den Körper, kurbelt den Stoffwechsel an und reduziert die Blutfettwerte.

Amapur - Was ist mit dem Jo-Jo-Effekt?

Wie verhindert man den Jo-Jo-Effekt, wenn man nach der Amapur Diät wieder auf normales Essen zurückgreift? **Die Diät kann** nicht überwachen, ob man sich gesund und kalorienarm ernährt. Zwar kann man das Amapur Programm bis auf vier Wochen ausdehnen, auf Dauer sind die Shakes, Müslis und Kekse aber keine Alternative zu einer normalen **Ernährung.** **Das Ziel von Amapur ist aber,** dass Diätwillige dauerhaft ihre Ernährung umstellen und geht in Phase zwei über. Dafür gibt es nach der Diät ein Vier-Wochen-Programm mit Ernährungsplan und einem Mix aus Amapur-Fertiggerichten und gesundem normalem Essen.

Amatur: Der Preis

Amapur blickt auf eine Diätentwicklung von 30 Jahren zurück, und die Qualiät wird durch das Siegel der Swiss Society for Anti-Aging Medicine and Prevention (SSAAMP) bescheinigt. Allerdings ist das Programm auch ziemlich teuer. So kostet das Amapur Paket für 10 Tage stolze 179 Euro - soviel gibt mancher im ganzen Monat für Nahrungsmittel aus. Das anschließende Change-Paket für die Ernährungsumstellung kostet sogar 199 Euro. Die Amapur Einzelprodukte haben es preismäßig ebenfalls in sich. Eine Packung Kekse zum Beispiel kostet 18 Euro.

Amapur ist weitestgehend gesund, denn die Nahrungsmittel werden ausschließlich ohne Farb- und Konservierungsstoffe zubereitet. Außerdem schont die Diät den Körper und kurbelt den Stoffwechsel an. Die Kosten sind dagegen sehr hoch, somit ist die Zielgruppe eindeutig festgelegt: Leute mit wenig Zeit, aber viel Geld. Für Leute, die schnell eine Diät zwischendurch machen wollen, sicherlich genau das Richtige.

Die anabole Diät

Die anabole Diät ist nichts für Brot- und Nudelliebhaber! Charakteristisch für die anabole Diät ist eine Ernährungsweise, die auf Kohlenhydrate größtenteils verzichtet und stattdessen hauptsächlich aus Eiweiß und Fetten besteht. Diese Ernährung soll erreichen, dass der Körper nicht wie sonst die Kohlenhydrate als primäre Energieträger verwendet, sondern seine Energie aus dem Depotfett ziehen muss. Die Vorstellung, hört sich natürlich verlockend an.

Wie funktioniert die anabole Diät?

Dass du trotz fettreicher Nahrung mit der anabolen Diät Fett abbaust und abnimmst, ist auf einen Mechanismus deines Körpers – die so genannte Ketose – zurückzuführen. Wenn du wenig Kohlenhydrate zu dir nimmst, muss der Blutzuckerspiegel aufrechterhalten werden, weil Glucose das Gehirn mit Energie versorgt. Glucose ist ein Einfachzucker und gehört damit zu den Kohlenhydraten.

Im Zuge der Umstellung werden Fettsäuren in der Leber zu so genannten Ketonkörpern abgebaut, die dann den Energiebedarf auf alternative Weise effizient decken. Der Zustand, wenn der Körper Fettsäuren als Ersatzkohlenhydrate benutzt, nennt sich Ketose. Wenn du also länger auf Kohlenhydrate verzichtest, setzt die Ketose ein und dein Körper bezieht seine Energie nicht mehr aus Fett und Glukose, sondern nur noch aus Fett und dem daraus entstehenden Glukoseersatz, den Ketonkörpern - die Fettpolster werden abgebaut. Die anabole Diät hat noch einen weiteren Vorteil: Im Vergleich zu anderen Diäten ist der Muskelschutz effektiver, weil für die Ketose nicht mehr Muskelproteine herangezogen werden. Durch die spezielle Nahrung bekommt der Körper schon genug Proteine. Deswegen gilt die anabole Diät unter Sportlern (besonders Kraftsportlern) als eine ideale Ernährungsform.

Abnehmen in zwei Phasen

In der ersten Phase (ca. fünf Tage) musst du dich kohlenhydratarm und mit hohen Fett- und Proteinanteilen ernähren. Daher sollte auf deinem Ernährungsplan die Nährstoffverteilung folgendermaßen aussehen: Fett 55 bis 60 Prozent, Eiweiß 30 bis 35 Prozent und Kohlenhydrate unter 5 Prozent – das bedeutet, nicht mehr als 30g Kohlenhydrate am Tag.

In der zweiten Phase (1 bis 2 Tage) lädst du deinen Körper wieder mit Kohlenhydraten auf. Die Nährstoffverteilung ändert sich – Fett 30 bis 40 Prozent, Eiweiß 10 bis15 Prozent und Kohlenhydrate 45 bis 60 Prozent – woraufhin dein Stoffwechsel angeregt wird und du für die nächsten Tage einen Energieschub hast. Dann folgt wieder Phase eins, weil sonst dein Körper wieder beginnt, Fette zu speichern. Wenn du jedoch schon am zweiten Tag von Phase zwei ein Völlegefühl hast und denkst, dass sich die Kohlenhydrate direkt auf deinen Hüften absetzen, solltest Du in der nächsten Phase auf nur einen Tag verkürzen.

Die richtigen Lebensmittel

Bei der anabolen Diät kommt es auf die richtigen Lebensmittel in der ersten Phase an. Wichtig ist, dass die Lebensmittel viel Fett enthalten und möglichst wenig Kohlenhydrate (weniger als zwei bis drei Prozent Kohlenhydrate pro 100g). Ideale Lebensmittel für die erste Phase sind Eier, Fisch, Fleisch, Käse, Nüsse, Öle, Butter, Wurst, etwas Gemüse und Proteinpulver. Du solltest zusätzlich die Inhaltsstoffe auf der Verpackung überprüfen. Bei vielen Fleisch- und Wurstwaren sind Zuckerstoffe und Salz als Geschmacksverstärker zugesetzt (**versteckte Kohlenhydrate!**). Als Getränke sind in der ersten Phase auch nur kohlenhydratfreie Getränke wie Wasser und Tee erlaubt. In der zweiten Phase darfst Du essen was Du willst – Hauptsache die Nährstoffverteilung stimmt.

Vorteile

Die anabole Diät hat den Vorteil, dass du durch die hohe Kaloriendichte nie ein Hungergefühl hast. Du nimmst also ab, ohne zu hungern! Ein weiterer Vorteil ist, dass du in der zweiten Phase alles essen darfst, was in anderen Diäten absolut tabu ist: Eis, Cola, Pizza, Hamburger, Pommes und Co. Du musst nur darauf achten, dass die Nährstoffverteilung – 30-40 Prozent Fett, 10-15 Prozent Eiweiß, 45-60 Prozent Kohlenhydrate – sinnvoll bleibt und du nicht übermäßig mehr Kalorien zu dir nimmst als du regulär zu dir nehmen darfst. Deinen Kalorienbedarf kannst du ganz einfach mit dem Kalorienbedarfsrechner ausrechnen.

Nachteile

Es gibt keine genaue Regel, wie lange die Phasen andauern sollen. Wenn man seinem Bauchgefühl jedoch nicht traut und die zweite Phase bei Bedarf nicht verkürzt, setzt der Körper wieder Fett an. Außerdem liefert die anabole Diät wichtige Nährstoffe wie Spurenelemente und Vitamine nicht. Vorübergehende Nebenwirkungen der anabolen Diät können auch starke Verdauungsprobleme, Müdigkeit und Nierenschäden durch die eiweißreiche Nahrung sein.

Die anabole Diät wird häufig von Bodybildern angewandt, weil durch den hohen Eiweißkonsum ideal Steroide eingesetzt werden können und durch die anabole Diät das hormonelle Umfeld (Testosteron) erhöht wird.

Die Ananas - Diät

Ananas morgens, Ananas mittags, Ananas abends. Alles, was du an fester Nahrung bei der Ananas Diät zu Dir nimmst, ist Ananas. Damit gehört die Ananas Diät zur Kategorie der Ein-Lebensmittel-Diäten.

Wie funktioniert die Ananas Diät?

Um deinen (schon stark reduzierten) Tagesbedarf von 1000 Kilokalorien decken zu können, brauchst Du ungefähr zwei bis drei Kilo Ananas. Doch Vorsicht: Ananas ist nicht gleich Ananas. Nur die frischen Früchte sind bei der Ananas Diät erlaubt, da die Früchte aus der Dose meist noch mit zusätzlichem Zucker versetzt sind und deiner Diät damit eher hinderlich sind. Während der Ananas Diät solltest du auf eine ausreichende Flüssigkeitsversorgung achten. Erlaubt ist hier Wasser – und der Saft der Ananas!

Der Grundgedanke der Ananas Diät basiert auf den Enzymen der Ananas. Diese Enzyme spalten Eiweiße, kurbeln die Verdauung an und steigern gleichzeitig die Fettverbrennung.

Wie gut wirkt die Ananas Diät?

Es wirkt tatsächlich! Mit der Ananas Diät kannst du auf die Schnelle auf jeden Fall ein paar Kilos verlieren. Die schnelle Gewichtsreduktion durch die Ananas Diät ist aber leider nicht größtenteils auf die gesteigerte Fettverbrennung zurückzuführen, sondern eher auf den hohen Wasserverlust oder den Abbau von Muskelmasse.

Nachteile

Ananas, Ananas und noch mal Ananas. Die Ananas Diät führt zu einer einseitigen Ernährung, die bei längerer Durchführung schwere Mangelerscheinungen und gesundheitliche Probleme verursachen kann. Aber auch bei kurzer Diät-Dauer fehlen deinem Körper Mineralstoffe, Ballaststoffe, Eiweiße und sogar Vitamine – da dein Körper sie ohne Fett nicht richtig aufnehmen kann.

Ein weiterer Nachteil der Ananas Diät ist ihre Einseitigkeit. Schon nach kurzer Zeit tauchen die berühmten Heißhungerattacken auf. Und da du die Ananas Diät nicht langfristig machen kannst, wartet nach der schnellen Gewichtsabnahme auch leider der gefürchtete Jojo-Effekt, wenn du dich wieder normal ernährst.

Die Atkins- Diät

Die Atkins Diät soll eine wahre Wunderwaffe im Kampf gegen die Kilos sein. Das Beste daran: Auf Fett muss nicht verzichtet werden. Im Gegenteil: Fett ist sogar ein absolutes Muss bei der Atkins-Diät.

Was ist verboten und was erlaubt?

Verboten sind bei der Atkins Diät Lebensmittel wie Brot, Nudeln, Reis, Kartoffeln und Mehl. Deshalb müssen Vitamin- und Mineralstoffpräparate eingenommen werden, damit keine Mangelerscheinungen auftreten. Erlaubt sind hingegen Lebensmittel wie Wurst, Fleisch, Speck, Käse, Eier, Sahne, Fisch und Gemüse. Eine usreichende Flüssigkeitsaufnahme ist bei der Atkins Diät Pflicht— mindestens drei Liter am Tag.

Der Grundgedanke der Atkins Diät ist: Durch die kohlenhydratarme Ernährung soll der Stoffwechsel so umgestellt werden, dass der Körper zur Energiegewinnung nicht auf Kohlenhydrate, sondern auf die eigenen Fettreserven zurückgreift.

Vorteile:

Eine Abnahme ist trotz Verzehr von fettreichen Nahrungsmitteln bei der Atkins Diät gewährleistet. Du darfst essen, und muss keine lästigen Kalorien zählen! Fettreiche Lebensmittel machen schnell satt und das Eiweiß sorgt dafür, dass das Sättigungsgefühl auch längerfristig anhält. Studien belegen außerdem, dass man mit Hilfe der Atkins Diät in den ersten Monaten sehr schnell Gewicht abbauen kann, sogar schneller als mit einer fettreduzierten Diät.

Nachteile

Im Falle der Atkins Diät können diese Nachteile bisweilen sogar gesundheitsschädigend sein. Die Atkins Diät ist zum Beispiel sehr einseitig: Durch die große Menge an Fett bei der Nahrungsaufnahme steigern das Cholesterin und die tierischen Fette den Bluthochdruck und es kann zu Herz-Kreislauf-Erkrankungen kommen. Zu viel Eiweiß aus Fleisch kann unter Umständen zu Gicht führen. Da fast keine Vitamine und Mineralstoffe auf dem Speiseplan stehen, wird auch hier eine sehr einseitige Ernährungsweise verfolgt, die dem Körper die notwendigen Vitamine und Mineralstoffe nicht liefern kann.

Ernährungswissenschaftler gehen davon aus, dass eine „Low Carb-Diät", wie die Atkins Diät eine ist, zu verschiedenen Gesundheitsstörungen und -schäden führen kann, denn der Fettgehalt liegt bei über 50 Prozent und die Ernährung ist alles andere als ausgewogen. Der Körper benötigt eine bestimmte Menge an Kohlenhydraten, um das Gehirn und die Muskeln mit Zucker zu versorgen. Diese Menge wird allerdings bei der Atkins Diät nicht erreicht, deshalb kann es mitunter sogar zu Muskelkrämpfen, Schwächeanfällen und Konzentrationsproblemen kommen. Es können auch Schwierigkeiten mit Stoffwechselorganen wie den Nieren und der Leber auftreten, aber auch Akne und Verstopfungen sind bei der Atkins Diät keine Seltenheit. Zudem wird das Krebsrisiko erhöht.

Die Ayurveda-Diät

Nach der ayurvedischen Lehre besteht der Mensch aus einer Einheit von Körper, Geist, Verhalten und Umwelt. Die Harmonie dieser Einheit wird unter anderem durch die tägliche Nahrungsaufnahme beeinflusst. Die täglichen Mahlzeiten der Ayurveda-Diät bestehen hauptsächlich aus Salat, Gemüse, Milch und Milchprodukten, Hülsenfrüchten, Öl und Ghee (geklärte Butter). Fleisch, Fisch und Eier sind in Maßen erlaubt. Alkohol sollte man meiden und sich stattdessen an heißes Wasser oder Kräutertee halten. Das entspricht auch den allgemeinen heutigen Empfehlungen der gesunden Ernährung.

Ayurveda für eine gute Verdauung

Insgesamt rät die Ayurveda-Diät zu leichten Mahlzeiten, die gut verdaulich sind, denn in Indien gilt eine gute Verdauung als Vorraussetzung für ein gesundes und langes Leben. Blähungen, Völlegefühl, Sodbrennen oder Heißhunger deuten auf eine Störung der Verdauung hin. In diesem Fall schaffen während der Ayurveda-Diät scharfe und bittere Pflanzen und Gewürze Abhilfe. Die Ayurveda-Diät kann kombiniert werden mit gezielten Entschlackungskuren, Fastentagen und regelmäßigen Ganzkörpermassagen.

Die Vorteile

Nach indischen Gebräuchen werden während der Ayurveda-Diät gerne und viele Gewürze verwendet. Diese exotische Note bietet Abwechslung. Der hohe Rohkostanteil der Diät deckt außerdem den täglichen Ballaststoff-, Vitamin- und Mineralbedarf. Die Gefahr einer Mangelernährung besteht im Gegensatz zu anderen, unausgewogenen Diäten nicht. Das Beste an der Ayurveda-Diät ist aber zweifellos, dass man dazu ermuntert wird, sich mit dem eigenen Körper und der Ernährung zu beschäftigen und auf sanfte, schonende Weise etwas für seine Gesundheit zu tun. Verschiedene Meditationstechniken und Massagen sind Bestandteil der Ayurveda-Diät und helfen dabei, ein entspanntes Verhältnis zum eigenen Körper aufzubauen.

Die Nachteile

Leider hat die Ayurveda-Diät durch moderne Wissenschaften einen Teil ihrer Glaubwürdigkeit eingebüßt: Einige Behauptungen der Lehre sind erwiesenermaßen falsch, wie z. B. Ghee (Butterfett) enthalte kein Cholesterin, der Körper könne Rohkost nicht verwerten oder Obst würde über Nacht im Verdauungstrakt gären. Die Anweisung, pure geklärte Butter zum Frühstück zu sich zu nehmen, kann oft gerade von Europäern nicht nachvollzogen werden. Außerdem ist die gewichtsreduzierende Wirkung der Ayurveda-Diät nicht belegt. Ein überragender Abnehmerfolg ist also nicht zu erwarten. Die Diät eignet sich viel mehr zum Einstieg in eine neue Lebensphilosophie, die sich auch auf die Ernährungsgewohnheiten auswirkt.

Was ist das Besondere an der Ayurveda-Diät?

Im Gegensatz zu anderen Diäten, bei denen oft ein strenger Ernährungsplan vorgegeben ist, kannst du die Ayurveda-Diät hervorragend an deine individuelle Lebensweise, den Stoffwechsel, die Lebensphase und sogar auf die Jahreszeiten anpassen! Jeder Mensch wird aufgrund seines Körperbaus und Temperaments einer der drei Lebensenergien zugeordnet: Kapha, Vata und Pita. Für jeden Typ gibt es besondere Empfehlungen zur Ernährung. Die Ayurveda-Diät verbietet keine Lebensmittel, aber sie sieht vor, alle Geschmacksrichtungen - sauer, süß, bitter, salzig, scharf und herb - einmal täglich zu sich zu nehmen. Generell gilt: Mahlzeiten werden mit innerer Hingabe und sehr bedacht zubereitet und eingenommen, denn durch die Nahrungsaufnahme wird das Gleichgewicht von Körper, Geist und Seele wiederhergestellt.

Die Blutgruppendiät

Was ist die Blutgruppendiät?

Die Blutgruppendiät wurde von Peter D´Adamos erfunden und baut darauf auf, dass jeder Mensch, abhängig von seiner Blutgruppe, bestimmte Lebensmittel verträgt und andere nicht. Die nicht verträglichen Lebensmittel „verklumpen" das Blut und sorgen so für Krankheiten und Übergewicht. Bestimmte Eiweiße, auch Lektine genannt, sollen laut dieser Blutgruppendiät-Regel mit dem Blut reagieren und so den Körper schädigen.

So funktioniert die Blutgruppendiät

Begründet werden die bestimmten Ernährungsweisen für die verschiedenen Blutgruppen durch das versetzte Entstehen der Blutgruppen in der Evolution. Fast alle Nahrungsmittel werden bei der Blutgruppendiät in die Kategorien „vorteilhaft", „neutral" und „vermeiden" eingeordnet.

Blutgruppe 0

Die Blutgruppe 0 ist die älteste Blutgruppe und entstand in etwa vor 40.000 Jahren. Damals gehörte der Mensch noch zu den Jägern und Sammlern, das bedeutet, dass man sich damals vorwiegend von Fleisch ernährte.Deshalb rät man nach der Blutgruppendiät Menschen mit der Blutgruppe 0 dazu, sich überwiegend von tierischen Lebensmitteln zu ernähren. Milchprodukte vertragen diese Typen nach der Blutgruppendiät eher schlecht und auch Hülsenfrüchte und Getreide sollten vermieden werden, da sie den Stoffwechsel einschränken. Neben tierischen Produkten sollte man auch Gemüse und Obst zu sich nehmen.

Blutgruppe A

Diese Blutgruppe entwickelte sich vor ca. 20.000 Jahren, zu einer Zeit, in der der Ackerbau die Nahrungsgrundlage darstellte. Daher vertragen Menschen mit der Blutgruppe A laut Blutgruppendiät Gemüse und Obst besonders gut. Ebenfalls empfehlenswert sind Getreide und Hülsenfrüchte. Im Gegensatz zur Blutgruppe 0 ist eine vegetarische Ernährung besser geeignet. Auf Milchprodukte und tierische Lebensmittel sollten diese Typen der Blutgruppendiät nach besser verzichten.

Blutgruppe B

Die Blutgruppe B entwickelte sich im Umkreis des Himalaja-Gebirges vor ca. 10.000 Jahren. Die Menschen aus dieser Zeit waren besonders anpassungsfähig und vertrugen daher nahezu alles, was sie zu sich nahmen. Träger der Blutgruppe B können somit nach der Blutgruppendiät fast alles essen und vertragen als einziger Typ sogar Milchprodukte.Vorteilhaft sind außerdem verschiedene Fleischsorten wie zum Beispiel Wild und Lamm und Fisch, wie Kabeljau und Lachs. Das Einzige, was allerdings laut Blutgruppendiät gemieden werden sollte sind Hühnerfleisch und Schalentiere und auch Getreide und Hülsenfrüchte sind eher unverträglich.

Blutgruppe AB

Die Blutgruppe AB ist die jüngste, da sie sich erst vor rund 1.000 Jahren entwickelt haben soll. Träger dieser Blutgruppe sollen eine Mischkost aus den Ernährungsvorgaben für die Blutgruppen A und B zu sich nehmen. Die Blutgruppe AB hat ein erhöhtes Krebsrisiko. Das bedeutet, dass dieser Typ laut Blutgruppendiät Lebensmittel zu sich nehmen sollte, die dieses Risiko schwächen. Fleisch sollte nur in kleinen Mengen gegessen werden, da es wichtig für eine ausgewogene Ernährung ist. Ansonsten steht laut Blutgruppendiät viel Tofu auf dem Speiseplan. **Milch und** Weizen sollten vermieden werden.

Die Blutgruppendiät heilt Krankheiten

Bestimmte Blutgruppen sollen nach D'Adamos anfälliger für bestimmte Krankheitserreger sein, da der Körper bei den verschiedenen Typen spezielle Antikörper bildet, bzw. nicht bildet. So treten zum Beispiel Pockenkrankheiten häufiger bei der Blutgruppe A auf, wobei die Blutgruppe O eher anfällig für Magengeschwüre ist. Häufig kommt es zu Stoffwechselstörungen, wie zum Beispiel Schilddrüsenproblemen, Verdauungsproblemen, die durch einen verlangsamten Stoffwechsel hervorgerufen werden, oder Hormonkrankheiten. Diese Krankheiten können langfristig gesehen chronisch werden und sogar **Fettleibigkeit** nach sich ziehen.

Verzichtet man auf die für die bestimmten Blutgruppen verbotenen Nahrungsmittel, so kann angeblich Krankheiten und Übergewicht nicht nur vorgebeugt werden: bereits vorhandene Probleme können stark verbessert oder sogar behoben werden. Auch der Zustand von Krebs- und AIDS-Patienten soll durch diese Ernährungsweise der Blutgruppendiät verbessert werden. **Die Blutgruppendiät sieht ihr Begründer somit nicht** nur als Diät, sondern auch als Medikation an.

Vorteile

Die Blutgruppendiät richtet die Aufmerksamkeit auf die eigene, individuelle Ernährungsweise und ist im Großen und Ganzen eine bewusste Form der Ernährung.

Nachteile

Die wissenschaftlichen Grundlagen der Blutgruppendiät werden von Ernährungswissenschaftlern stark angezweifelt. Es ist nicht erwiesen, dass die Blutgruppendiät bei Krankheiten, wie beispielsweise Krebs, heilende Wirkungen hat. Die Diät ist relativ einseitig, da nicht alle Nahrungsbestandteile, die der Körper benötigt, geliefert werden können. Es kann vor allem zu einem Kalziummangel kommen, da fast jeder Blutgruppe von Milchprodukten abgeraten wird. Auch die Stiftung Warentest rät von der Blutgruppendiät ab.

Die Brigitte - Diät

Erfunden wurde die Brigitte Diät von der gleichnamigen Frauenzeitschrift Brigitte – ist aber nicht nur für Frauen, sondern auch für Männer geeignet. Dabei setzt die Brigitte Diät auf eine ausgewogene Mischkost mit viel Obst und Gemüse, eiweißreichen Sattmachern in Form von Fisch, Fleisch, Milchprodukten und Hülsenfrüchten. Die tägliche Kalorienzufuhr der Brigitte Diät sollte 1200 Kalorien mit einem Fettanteil von 40 Gramm nicht übersteigen. Aufgrund eines höheren Grundumsatzes können Männer bei der Brigitte Diät 300 Kalorien pro Tag mehr zu sich nehmen. Die Kalorienmenge sollte auf drei Hauptmahlzeiten aufgeteilt werden. Zusätzlich setzt die Brigitte Diät auf Sport und Bewegung, vor allem auf eine langfristige Integration von mehr Bewegung im Alltag.

Jeder, der sich für die Brigitte Diät entscheidet, bekommt ein durchdachtes Konzept mit Rezeptvorschlägen für den ganzen Tag geliefert. Wer das System der Brigitte Diät einmal durchschaut hat, kann natürlich auch eigene Rezepte in den Tagesplan einbauen.

Wie funktioniert die Brigitte Diät?

Bei der Brigitte Diät sollten 1200 Kalorien pro Tag nicht überschritten werden. Wer körperlich hart arbeitet oder übermäßig viel Sport treibt, darf etwas mehr zu sich nehmen. Aber die Brigitte Diät sollte eine Anzahl von 1400 Kalorien nicht überschreiten. Nach dem Baukasten-Prinzip kann sich jeder seinen Essensplan bei der Brigitte Diät zusammenstellen. Es gibt Rezepte für Frühstück, Mittag- und Abendessen. Alle Rezepte der Brigitte Diät sind mit hilfreichen Tipps versehen.

Sport bei der Brigitte Diät

Neben einer kalorienreduzierten Ernährung ist Sport ein wichtiger Baustein der Brigitte Diät. Zunächst sollte mehr Bewegung in den Alltag eingebaut werden. So empfiehlt die Brigitte Diät beispielsweise, öfter mal die Treppe zu nehmen, zu Fuß oder mit dem Rad zur Arbeit zu fahren oder einfach mal einen Spaziergang machen. Zusätzlich sollte ausreichend Sport getrieben werden, um Kalorien zu verbrennen. Sport ist auch bei der Brigitte Diät unerlässlich, um eine negative Energiebilanz zu erreichen. Erst diese führt zu einer Gewichtsabnahme.

Neuerungen der Brigitte Diät

Die Brigitte Diät wurde im Laufe der Jahre immer wieder überarbeitet und hat sich stets den neusten Erkenntnissen der Ernährungswissenschaften angepasst. Im Wesentlichen wurde die gesamte Brigitte Diät um drei Punkte ergänzt – das Grundprinzip bleibt jedoch gleich. Hinzugekommen sind, basierend auf aktuellen wissenschaftlichen Untersuchungen, die Stundenformel, die Kalorienbremse und eine höhere Eiweißmenge.

Die Stundenformel reguliert bei der Brigitte Diät die Pausen zwischen den einzelnen Mahlzeiten. Zwischen jeder Nahrungsaufnahme sollten vier Stunden Pause liegen, zwischen Abendessen und Frühstück sogar zehn Stunden. Dadurch hat der Stoffwechsel genügend Zeit, die letzte Mahlzeit zu verarbeiten und möglichst viel Fett zu verbrennen. Die Kalorienbremse bei der Brigitte Diät unterstützt ebenfalls den Fettstoffwechsel. Das Brigitte Diät-Konzept setzt hier auf Lebensmittel, die möglichst lange satt machen, ohne den Stoffwechsel dabei zu stören. Zuletzt hat auch die Brigitte Diät Eiweiß als den wichtigsten Baustein bei einer Diät entdeckt. Vor allem abends sollte Eiweiß in den Speiseplan aufgenommen und auf zu viele Kohlenhydrate verzichtet werden, damit der Körper über Nacht möglichst viel Fett verbrennen kann.

Vorteile

Die Brigitte Diät ist eine vielseitige Diät. Durch das Prinzip der Mischkost darf alles gegessen werden. Keine Lebensmittelgruppe wird aus dem Ernährungsplan gestrichen. Wenn es in den Plan der Brigitte Diät passt, darf sogar ein Stückchen Schokolade genascht werden. Die Mischung aus gesunder Ernährung und Bewegung hat sich auch bei der Brigitte Diät bewährt. So ist gewährleistet, dass der Körper genug Energie verbrennt.

Nachteile

Einziger Nachteil der Brigitte Diät ist das Kalorienzählen. Wer wenig Lust hat, jede Mahlzeit genau zu berechnen, sollte sich gut überlegen, ob die Brigitte Diät das Richtige ist.

Die Cambridge-Diät

Das Ziel der Cambridge-Diät ist ein schneller Gewichtsverlust mit Hilfe von Pulverkonzentraten, die man je nach Bedarf in Wasser oder Milch anrührt. Durch die Einnahme dieser Konzentrate, wird die Cambridge-Diät im Übrigen zu den „Formula Diäten" gezählt. Diese sehen vor die Mahlzeiten in Form von Fertigdrinks oder mit Flüssigkeit angerührten Ernährungskonzentraten zu ersetzen.

Wie funktioniert die Cambridge-Diät?

Das Reduktionsprogramm der Cambridge-Diät kann auf zwei verschiedene Arten durchgeführt werden: Zum einen gibt es die 800 kcal Cambridge-Diät. Bei dieser Form der Cambridge-Diät werden drei Diät Produkte (Suppen oder Drinks) über den Tag verteilt gegessen beziehungsweise getrunken. Zum anderen gibt es die 1000 - 1500 kcal Cambridge-Diät, bei dieser werden zwei bis drei Diätprodukte über den Tag verteilt verzehrt. Mit jedem Tag steigert man während der Cambridge-Diät seine Kalorienzufuhr.

Ernährungskonzentrate als Grundnahrungsmittel

Die Basis der Cambridge-Diät bilden vor allem die verschiedenen Pulver, mit denen du deine Mahlzeit ganz einfach anrührst. Die Nährstoffkonzentrate werden in verschiedenen Geschmacksrichtungen angeboten, zum Beispiel mit Schoko- und Vanillegeschmack, aber auch als Hühner- oder Pilzsuppe. Mit der Cambridge-Diät sparst du dir langes Einkaufen und aufwendige Kochrezepte. Die einfache und schnelle Zubereitung der Diät-Produkte ist unkompliziert und zeitsparend

Vorteile

Die Zeitersparnis ist ein ganz großer Bonus der Cambridge-Diät. Wenn du also wenig Zeit hast und oft unterwegs bist, dann ist die Cambridge-Diät genau die Richtige für dich! Die Cambridge-Diät kann einfach durchgeführt werden und wenn man sich an die Vorgaben hält, kommt es zu einem schnellen Gewichtsverlust.

Nachteile

Die Lebensmittelkonzentrate der Cambridge-Diät entsprechen zwar in ihrer

Zusammensetzung den gesetzlichen Richtlinien, sodass die lebenswichtigen Nährstoffe auch weiterhin eingenommen werden können, jedoch bewirken diese Produkte keine langfristige Ernährungsumstellung. Dazu kommt, dass die Ernährung der Cambridge-Diät recht eintönig ist und somit der Appetit auf etwas geschmacklich Vielfältigeres durchaus aufkommen kann. Wie bei vielen Formula Diäten, wird auch mit der Cambridge-Diät viel Geld verdient. Die Produkte der Cambridge-Diät müssen nämlich speziell bei einem Fachhändler gekauft werden und sind somit nicht besonders preiswert. Allerdings verlierst du durch Cambridge-Diät, vor allem in der Anfangszeit schnell an Gewicht. Die Cambridge-Diät sollte deshalb als Diät und nicht als langfristige Ernährungsumstellung gesehen werden.

Die Cholesterin Diät

Die Cholesterin **Diät** dient nicht nur der reinen Gewichtsreduktion, sondern die Cholesterin-Diät nützt vor allem der Senkung des Cholesterinspiegels. Durch den Verzicht auf tierische Fette, welches zum Beispiel in fettem Fleisch enthalten ist, wird der Cholesterinspiegel gesenkt. Erlaubt dagegen sind Meeresfrüchte, Halbfettmilchprodukte und nicht fettige Süßigkeiten.

Wie die Cholesterin-Diät gefährlichen Krankheiten vorbeugt

Ein hoher Cholesterinspiegel ist schädlich. Ein hohes Maß an Cholesterin ist oftmals eine Ursache für Kreislauf- und Herzkrankheiten. Doch ganz ohne geht es auch nicht, denn Cholesterin braucht der Körper für lebenswichtige Prozesse. Zum Beispiel für den Stoffwechsel. Cholesterin gehört zur Gruppe der Lipide. Diese sind besonders wichtig für Haut und Haare, aber auch um Vitamin D herzustellen, das besonders wichtig für den Knochenaufbau ist. Cholesterine sind Bestandteile jeder einzelnen Körperzelle und deshalb lebensnotwendig. 34% der Cholesterine nehmen wir mit der Nahrung auf, den Rest bildet der Körper selbst. Bei der Cholesterin-Diät geht es nicht darum, vollständig auf Cholesterin zu verzichten, sondern gutes von schlechtem zu unterscheiden

Gutes vs. schlechtes Cholesterin

Man unterscheidet zwischen zwei Arten von Cholesterin: Zum einen gibt es HDL-Cholesterin (High Density Lipide), zum anderen das so genannte LDL-Cholesterin (Low Density Lipide). HDL-Cholesterin dient als Schutzfaktor vor Arterienverkalkungen und tut unserem Körper somit gut, anders ist das bei dem LDL-Cholesterin, das für die gefürchteten Gefäßschädigungen verantwortlich ist. Ziel der Cholesterin Diät ist es den LDL-Cholesterinspiegel zu senken. Dafür wird bei der Cholesterin Diät vor allem auf tierische Fette verzichtet. Diese sind unter anderem in fettem Fleisch, Wurst, Eiern und in vollfetten Milchprodukten enthalten. Erlaubt hingegen sind Obst, Gemüse, Vollkornprodukte und Nahrungsmittel mit einem hohen Anteil an ungesättigten Fettsäuren. In Maßen sind sogar Alkohol, Meeresfrüchte und fettfreie Süßigkeiten bei der Cholesterin Diät zugelassen. Zu der gesunden Ernährung sollen während der Cholesterin Diät zusätzlich zwei bis drei Liter Wasser oder ungesüßter Tee getrunken werden. Wenn du zusätzlich noch gerne Sport treibst, dann ist die Cholesterin-Diät ein hervorragender Weg, um gesund abzunehmen und gefährlichen Krankheiten vorzubeugen. Deshalb eignet sie sich auch durchaus für eine dauerhafte Ernährungsumstellung.

Die Detlef D! Soost Diät

Detlef D! Soost kennt man als tanzenden Coach und Jurymitglied aus inzwischen zehn Staffeln Popstars. 2009 machte der Berliner außerdem mit einer deutlichen Gewichtsreduktion auf sich aufmerksam. Von seinen Erfahrungen können nun auch andere profitieren: Mit der Detlef D! Soost Diät kann angeblich jeder erfolgreich abnehmen.

Jeder kann es schaffen!

Das beste Beispiel für den Erfolg der Detlef D! Soost Diät ist der Erfinder selbst: 2009 hatte D! den Pfunden den Kampf angesagt und dabei rund 30 Kilogramm abgenommen. Dank der Detlef D! Soost Diät hält der Tänzer und Choreograf seither sein Gewicht. Er ist sich sicher, dass das jeder kann und bietet jetzt im Rahmen seines „10 Weeks Body Change" die Möglichkeit, sich online von ihm zum Traumgewicht coachen zu lassen. Unter dem Slogan „I Make U Sexy" sorgt er so für die richtige Motivation.

Die drei Säulen

Dreimal pro Woche erhalten die Teilnehmer der Detlef D! Soost Diät ein Video per Mail. Die Videos enthalten Anleitungen zu Sportübungen und Workouts, Kochanleitungen und motivierende Botschaften. Genau das sind die drei Säulen der Detlef D! Soost Diät: Gesunde Ernährung, ausreichend Sport und Bewegung. Dass trotz Disziplin und eisernem Willen niemand perfekt ist, weiß auch D! selbst aus Erfahrung „Ohne kleine Rückschläge klappte das Abnehmen auch bei mir nicht. Mir ist es bestimmt dreimal passiert, dass ich zwischendurch ein ganze Tafel Zartbitterschokolade verdrückt habe." In der Detlef D! Soost Diät wurden daher auch kleine Sünden berücksichtigt.

Das Ernährungskonzept

Die Detlef D! Soost Diät teilt Nahrungsmittel ein in „Abnehmverhinderer", „Abnehmbeschleuniger" und „Geheimwaffen". Zu denAbnehmverhinderern gehören laut dem 10 Weeks Body Change Plan Kohlenhydrate in Form von Weißmehl- und Vollkornprodukten, Pasta, hellem Reis und Kartoffeln, Zucker (auch in Form von Obst und Fruchtzucker) und Milchprodukte. Diese Lebensmittel stehen zwar nicht auf dem täglichen Speiseplan der Detlef D! Soost Diät, dürfen aber im Rahmen des wöchentlichen „Load-Tages" (in anderen Diäten gerne auch „Sündentag" genannt) nach Lust und Laune gegessen werden. Die großen Abnehmbooster im Rahmen der Detlef D! Soost Diät sind hingegen Gemüse, Eier, Fisch, aber auch fettreiche Nüsse und Hülsenfrüchte als Kohlenhydratlieferanten.

Die „Geheimwaffen" des „I Make U Sexy"-Essensplans sind hingegen saure Früchte (wie etwa Zitronen und Limetten) und grüner Tee, um die Verdauung anzuregen, Eier sowie verschiedene Gewürze. Chili, Ingwer, Zimt und scharfer **Senf sollen den Stoffwechsel ankurbeln und gehören ganz** klar zu den Do's der Detlef D! Soost Diät. Das „I Make U Sexy"-Programm setzt insgesamt auf eine proteinreiche Ernährung, damit bei der Energiebereitstellung möglichst viel Fett, und nicht in erster Linie Energie aus Kohlenhydraten (die für den Körper leichter zu gewinnen ist), verbrannt wird.

Mit Training zum Traumkörper

Tanzen macht Spaß und eignet sich deshalb hervorragend als Bewegungsprogramm für alle, denen das Pumpen im Fitnessstudio oder monotones Joggen im Wald zu eintönig ist. Außerdem zeigt D! Verschiedene, **leicht umsetzbare Fitnessübungen, die** das Durchführen der Detlef D! Soost Diät so gut wie überall möglich machen. Es gibt gezielte Muskelaufbau-Übungen, um einzelne Muskelgruppen zu trainieren und zu straffen, sowie speziell auf die Fettverbrennung abgestimmte Workouts, um effektiv Kalorien zu verbrennen und den Stoffwechsel zusätzlich anzukurbeln.Schon zweimal pro Woche 20 Minuten Training sollen ausreichen, um mit D!s „I Make U Sexy"-Programm sichtbare Erfolge zu erreichen.

Die Dr. Pape Diät

Wie funktioniert Abnehmen nach Dr. Pape?

Die Dr. Pape Diät ist im Grunde ganz einfach. Eine Schlüsselrolle spielt dabei das Hormon Insulin, das dein Körper immer dann in großen Mengen ausschüttet, wenn du Kohlenhydrate zu dir nimmst, zum Beispiel in Form von Brot, Nudeln, Reis oder Zucker. Das Problem: Insulin hemmt die Fettverbrennung. Da du aber ganz besonders nachts im Schlaf Fett verbrennst, gilt es, den Insulinspiegel vor dem Schlafengehen möglichst niedrig zu halten – nur dann kann die Fettverbrennung nachts auf Hochtouren laufen.

Ohne Kohlenhydrate geht es natürlich auch nach dem Dr. Pape Diät-Prinzip nicht, denn sie versorgen deinen Körper mit Energie.Deshalb startet der Tag bei der Dr. Pape Diät sogar mit einem reinen Kohlenhydrat-Frühstück. Erlaubt sind Brot und Brötchen in allen Varianten, dazu süße Brotaufstriche wie Marmelade, Honig oder Nutella. Das klingt paradox, funktioniert aber tatsächlich – solange Du wirklich nur Kohlenhydrate zum Frühstück isst. Eiweißhaltige Lebensmittel wie Quark, Joghurt oder Eier dagegen sollst du nach Dr. Pape weglassen.

Das heißt leider auch, dass Milchkaffee tabu ist, genauso wie die Butter auf dem Brot oder die Milch über den Cornflakes. Müsli und Cerealien kann man stattdessen mit Saft und Obst aufpeppen. Beim Frühstück solltest du dich auch wirklich satt essen, denn für die nächsten fünf Stunden ist erst einmal Pause angesagt. Bei der Insulintrennkost nach dem Dr. Pape Diät-Prinzip verzichtest du nämlich komplett auf Zwischenmahlzeiten.

Mittags gibt es dann im Rahmen der Dr. Pape Diät eine gemischte Mahlzeit mit Eiweiß und Kohlenhydraten, also zum Beispiel einen Nudelauflauf mit Gemüse und Hackfleisch oder Fischfilet mit Salzkartoffeln und Salat. Wichtig ist, dass die Mahlzeit ausgewogen ist, dass also auch Gemüse nicht zu kurz kommt und Lebensmittel aus der Eiweiß- und der Kohlenhydratgruppe verwendet werden.

Abends sind Kohlenhydrate dann komplett tabu: Fleisch, Fisch, Milchprodukte oder auch Sojaprodukte kannst du stattdessen mit Gemüse und Salat kombinieren.Alternativ kannst du bei der Dr. Pape Diät auch auf einen Eiweißshake zurückgreifen. So bleibt der Insulinspiegel niedrig, die Fettverbrennung wird aktiviert und du nimmst ab – und zwar über Nacht!

Die Vorteile

Das Gute an der Insulintrennkost nach Dr. Pape Sie funktioniert! Mit der Dr. Pape Diät kannst du tatsächlich abnehmen, ohne zu hungern oder auf allzu viel verzichten zu müssen. Die Trennung von Kohlenhydraten und Eiweiß ist nicht neu und liegt auch vielen anderen Low Carb Diäten zugrunde. Durch geschicktes Ausnutzen des Bio-Rhythmus' und Niedrighalten des Insulinspiegels vor dem Schlafen kannst du die Fettverbrennung optimal ankurbeln.

Außerdem ist die Dr. Pape Diät relativ einfach durchzuführen: Du brauchst weder besondere Zutaten noch teure Utensilien. Wer mag, kann sich das „Schlank im Schlaf"-Buch von Dr. Detlef Pape zulegen. Wenn du das Prinzip der Insulintrennkost jedoch verinnerlicht hast, kannst du die Dr. Pape Diät aber auch sehr gut ohne das Buch durchführen. Die Insulintrennkost eignet sich auch gut als dauerhafte Ernährungsweise, da du keine Mangelerscheinungen befürchten musst.

Die Nachteile

Auch bei der Dr. Pape Diät kann der JoJo Effekt auftreten. Wer von einem Tag auf den anderen mit der Dr. Pape Diät aufhört, muss damit rechnen, dass die Pfunde ebenso schnell wieder auf die Hüften kommen wie sie von hier verschwunden sind.

Allerdings mag es für manche schwierig sein, dauerhaft Eiweiße und Kohlenhydrate zu trennen – gerade, wenn du abends nicht auf Pasta oder morgens nicht auf Milchkaffe verzichten möchtest, kann die Trennkost nach Dr. Pape eine echte Herausforderung darstellen. Statt Kuhmilch Sojamilch in den Kaffee geben - denn die steht nicht auf dem Index der Dr. Pape Diät.

Auch der Fünfstundentakt der Dr. Pape Diät ist für den einen oder anderen etwas gewöhnungsbedürftig. Mancher bekommt auch nach einem ausgiebigen Frühstück schon bald wieder Hunger oder hat bei zu langen Pausen zwischen den Mahlzeiten mit Heißhunger zu kämpfen. Insofern ist diese Regelung für manche nur schwer durchzuhalten.

Diätpillen

Albtraum oder Weg zur Traumfigur?

„Fettverbrennung im Schlaf", „Verlieren Sie so viel Gewicht, wie sie wollen", „Gesund und natürlich zur Traumfigur", das versprechen die Hersteller von Diätpillen mit den exotischen Namen wie „Miaozi", „LiDa Dai Dai Hua Jiao Nau" oder „Dyma- Burn xtreme". Klingt verlockend, vor allem für diejenigen, die gerne mit dem Jojo-Effekt kämpfen. Einfach eine Diätpille schlucken und abnehmen, ohne auf Süßigkeiten, Pizza und Co. verzichten zu müssen? Allein die Vorstellung müsste stutzig machen, denn eigentlich lernen wir schon im Kindesalter: Ohne Fleiß, kein Preis. Doch wenn es um die Traumfigur geht, wird wohl nicht lange nachgedacht. Was für Inhaltsstoffe müssen in diesen Produkten enthalten sein, die jemanden 10 Kilo in 10 Tagen **abnehmen** lassen? Darüber machen sich die meisten erst Gedanken, wenn sie die Nebenwirkungen zu spüren bekommen.

Gefährliche Stoffe in Diätpillen

Im April 2008 brachte die Stiftung Warentest eine umfassende Studie über Schlankheitsmittel heraus. Getestet wurden 16 Produkte, die im Internet vertrieben werden. 13 davon wurden als hoch gesundheitsschädlich eingestuft.
Fraglich ist auch die Verpackungsmethode: Die Diätpillen werden meist in Plastiktüten versendet und sind nicht immer mit einer Beschreibung versehen. Ist eine Packungsbeilage erhalten, ist diese oft auf englisch, russisch oder in asiatischen Schriftzeichen. Auch kann es sein, dass die Inhaltsstoffe der Diätpillen falsch oder gar nicht angegeben werden und die Dosierung variiert.

Mögliche Nebenwirkungen

Die Nebenwirkungen von rechtswidrig erworbenen Diätpillen können Herzrasen, Unruhe, Schlaflosigkeit und Herzrhythmusstörungen sein. Verantwortlich für die Nebenwirkungen in den verschiedenen Diätpillen sind vor allem die Stoffe Ephedrin und Sibutramin. Ephedrin ist hierzulande verschreibungspflichtig, hat ein hohes Suchtpotential und kann in hohen Dosierungen sogar zum Tode führen. Sibutramin wirkt zwar als Appetitzügler, darf hierzulande aber nur unter strengster ärztlicher Aufsicht verabreicht werden. In Deutschland ist insgesamt nur ein Medikament zugelassen, das diesen Stoff enthält.

In Verbindung mit beispielsweise Koffein, auch ein häufiger Inhaltsstoff, kommt die Wirkung so mancher Diätpillen schon fast an die einer harten Droge heran: man ist wachsamer, Energie geladen. Man nimmt damit ab, möchte man aber dafür die gesundheitlichen Risiken in Kauf nehmen? Die meisten Diätpillen enthalten ein Übermaß an Inhaltsstoffen, die in Deutschland verboten sind und den Körper schädigen.

Trotz Warnungen boomt der Schwarzmarkt

Gerade vor LiDa, das es 2007 überall im Internet zu kaufen gab, warnte die Verbraucherzentrale NRW ausdrücklich und berichtete von insgesamt 34 bekannten Todesfällen mit Sibutramin, das in dem Produkt enthalten ist. Grundsätzlich warnt die Verbraucherzentrale vor allen Diätpillen und Mitteln mit asiatischen oder chinesischen Heilkräutern oder Kräutermischungen.

Trotz der Warnungen werden LiDa und andere Diätpillen weiterhin stark nachgefragt. In Foren, in denen man die Produkte kaufen kann, wird die Wirkung von Nutzern meist verharmlost. Die Stiftung Warentest hat eine anonyme Befragung vorgenommen und 3031 Stimmen ausgewertet. Aus der Studie ging hervor, dass mehr als jeder zweite Diätpillen und andere Schlankheitsmittel ausprobiert hat. Das sind größtenteils jedoch keine illegal erworbenen Diätpillen, sondern Mittel, die es in Apotheken und Drogeriemärkten zu kaufen gibt: Fatburner, Appetitzügler, Quell- und Entwässerungsmittel, sowie Abführmittel. 23 Prozent der Befragten waren nicht abgeneigt, Schlankheitsmittel auszuprobieren und 14 Prozent haben bereits Erfahrungen mit Diätpillen aus dem Internet gemacht, die laut den Testergebnissen als stark gesundheitsgefährdend eingestuft wurden. Die Hälfte der Nutzer wusste, so die Stiftung Warentest, nichts von den Nebenwirkungen, ein Drittel nahm sie jedoch in Kauf.

Vor dem Kauf informieren

Schlankheitsmittel wie etwa Diätpillen, die nur über das Internet vertrieben werden, bergen hohe gesundheitliche Risiken. Es sind keine *Nahrungsergänzungsmittel*, sondern Arzneien. Natürlich müssen die Nebenwirkungen nicht immer eintreten. Es gibt auch bei LiDa und Co. Erfolgsgeschichten, aber will man das Risiko, krank und süchtig zu werden, tatsächlich eingehen?

Vor dem Kauf eines Abnehmprodukts in Form von Diätpillen sollte man das angebotene Produkt in jedem Fall gut prüfen, um oben erwähnte Produkte auszuschließen. Werden Name und Adresse des Herstellers genannt? Ist ein Impressum mit verantwortlichen Personen auf der Verpackung der Diätpillen vorhanden? Werden Inhaltsstoffe und Mengenangaben aufgelistet? Das sind nur einige der Fragen, die man sich stellen sollte. Wichtig sind außerdem die Risiken und Nebenwirkungen. Seriöse Händler listen diese auf der Internetseite und in der Packungsbeilage der Diätpillen auf. Auch sollte man darauf achten, ob man die Inhaltsstoffe in Apotheken bekommt, oder ob sie in Deutschland möglicherweise verboten sind. Umschreibungen wie „rein pflanzlich" oder „rein natürlich" sind keine Belege für die Sicherheit von Diätpillen!
Weitere Vorgaben, die erfüllt sein sollten, findet man unter *www.vz-nrw.de*.

Do's and dont's

Do's:
- Nur legal zu erwerbende Diätpillen kaufen, z.B. in der Apotheke
- Immer genau über Inhaltsstoffe der Diätpillen informieren
- Genau über die möglichen Risiken und Nebenwirkungen informieren
- Alle Diätpillen sollten nur über einen begrenzten Zeitraum eingenommen werden
- Die Einnahme über den gesamten Zeitraum hinweg am Besten von einem Arzt überwachen lassen.

Dont's
- Keine Diätpillen über das Internet bestellen, wenn es keine genaueren Infos dazu gibt
- Die bekannten Nebenwirkungen ernst nehmen und nicht verharmlosen und zum Arzt gehen

Die Eiweiß- Diät

Damit einher geht zumeist der Verzicht auf Lebensmittel wie Pasta, Reis, Kartoffeln und Gebäck, oft stehen auch vermeintlich diätfreundliche Nahrung wie Obst und sogar manche Milchprodukte auf der schwarzen Liste. Andererseits erfreut sich keineswegs jede Eiweiß-Diät gleich großer Beliebtheit, manche Kur gilt sogar als umstritten und nicht zuletzt ist auch nicht jede Eiweiß-Diät für jeden geeignet.

Proteine statt Kohlenhydrate

Es ist noch nicht lange her, da war man sich einig, dass nicht die Nudeln dick machen, sondern die fette Sahnesoße an der Pasta. Viel Obst zu essen galt als gesund und die Ärzte warnten vor dem Verzehr zu vieler Eier, denn das sei gar nicht gut für den Cholesterinspiegel.

Jede Eiweiß-Diät rät von Kohlenhydraten ab, Eier sind plötzlich gesund und sogar Fett wird von einigen Ernährungskonzepten mitunter in großen Mengen empfohlen! Fakt ist: Eiweiß und Kohlenhydrate liefern exakt gleich viele Kalorien, nämlich 4,1 kcal pro Gramm. Was soll nun also der Vorteil an Proteinen sein? Bei einer Eiweiß-Diät setzt man darauf, dass Proteine erstens besser sättigen als Kohlenhydrate und dies zweitens nachhaltiger tun. Kohlenhydrate kann dein Körper schneller verwerten und in Zucker, also Energie, umbauen. Als Reaktion wird dann aber das Hormon Insulin ausgeschüttet, das dazu dient, den Blutzuckerspiegel wieder zu senken. Wenn das geschieht, sinkt dein Energielevel wieder ab. Die Folge: Du hast schneller wieder Hunger und isst mehr – am Ende nimmst du also mehr Kalorien zu Dir. Außerdem sind Proteine wichtig für den Muskelaufbau. Das ist vor allem interessant, wenn du deine Eiweiß-Diät mit Sport verbindest. Das ist übrigens sinnvoll, denn Muskelgewebe verbrennt auch im Ruhezustand mehr Kalorien als Fettgewebe.

Können Eiweiß-Diäten gefährlich sein?

Ist nun alles falsch, was man noch vor zwanzig Jahren über Diäten dachte? Nicht ganz, denn es ist keineswegs so, dass sich jede Eiweiß-Diät für jeden eignet – unter Umständen kann eine Eiweiß-Diät sogar gefährlich werden, beispielsweise wenn schon vor der Diät eine Vorschädigung der Nieren vorliegt. Für eine gesunde Niere gilt aber der Grundsatz, dass sie von viel Protein nicht krank wird – also Bahn frei für die Eier, von denen David Kirsch seiner Heidi übrigens zu Diätzeiten ein sattes Dutzend am Tag verordnet hat (allerdings ohne die Eigelb). Anders sieht es aus, wenn bei einer Diät sehr viel rotes Fleisch verzehrt werden soll: Es enthält Purin und sorgt so dafür, dass sich der Harnsäuregehalt im Blut erhöht. In extremen Fällen oder bei einer entsprechenden Stoffwechselkrankheit kann das die Nieren belasten und sogar zu Gichtanfällen führen.

Ein weiteres Problem bei einer Eiweiß-Diät ist, dass sich die Wirkung von Insulin, vor allem bei übergewichtigen Menschen mit einer Diabetes-Tendenz, durch das Überangebot an Protein verschlechtern kann. Wer aber auf eine ausreichende Ballaststoffaufnahme achtet, kann dieses Problem umgehen. Außerdem solltest du bei jeder Eiweiß-Diät darauf achten, genug zu trinken (3 bis 4 Liter täglich), damit die Abbauprodukte, die bei der Verwertung von Protein entstehen, wieder ausgeschwemmt werden können.

Welche Eiweiß-Diät eignet sich für wen?

Atkins

Die Atkins Diät ist der Klassiker in Sachen Eiweiß-Diät und auch gleich die umstrittenste Variante. Wurst, Fleisch, Speck, Käse, Eier, Sahne, Fisch und immerhin auch etwas Gemüse – so sieht der Speiseplan der Atkins Diät aus. Kalorien werden bei dieser Eiweiß-Diät nicht gezählt, auf Kohlenhydrate wird aber vollkommen verzichtet – auch Obst ist tabu! Vitamine und Mineralstoffe sollst du dem Körper über Nahrungsergänzungsmittel zuführen, da sonst ein Mangel entstehen kann. Für eine Atkins Diät solltest du dich bester Gesundheit erfreuen und eine Dauerlösung ist diese recht radikale Diät nicht. Die Atkins Diät eignet sich, wenn du in kurzer Zeit Resultate sehen willst, eine ausgewogene Ernährung sollte dauerhaft aber anders aussehen.

Dukan Diät

Proteinreich, kohlenhydratarm und kalorienreduziert – so sieht die Dukan Diät aus. Am Anfang ist die Auswahl auf wenige Lebensmittel beschränkt bei einem kompletten Verzicht auf Zucker, Alkohol, Fett, Obst und Gemüse. Mit der Zeit darfst du aber immer mehr verschiedene Lebensmittel essen, bis am Schluss alles in normalen Maßen, allerdings weiterhin kohlenhydratreduziert, gegessen werden darf. Moderate Bewegung (etwa eine halbe Stunde Spazieren gehen) steht jeden Tag auf dem Programm. Die Dukan Diät ist als Ernährungsumstellung gedacht und Promis schwören darauf. Diese Eiweiß-Diät eignet sich also hervorragend, um abzunehmen und das Gewicht auch langfristig zu halten – selbst wenn du keine ganz so große Sportskanone bist.

Ketogene Kost

Ketogene Kost oder auch die anabole Diät – das ist eine Eiweiß-Diät für Fortgeschrittene. Noch stärker als bei der Atkins Diät setzt die ketogene Diät auf fettreiche Kost, der Verzehr von Kohlenhydraten wird auf ein absolutes Minimum beschränkt. Der Körper wird so gezwungen, seine Energie aus dem vorhandenen Fett zu gewinnen, indem er dieses in Ketonkörper, einen Glucoseersatz, umbaut. Die Folge: Fett wird verstoffwechselt, Muskeln werden auf- und Fettgewebe abgebaut. Je nach Plan werden mit kohlenhydratreichen Refeed-Tagen die Glykogenspeicher zwischendurch aufgefüllt, was den Stoffwechsel in Gang bringt und dir einen ordentlichen Energieschub verleiht. Eine ketogene Eiweiß-Diät ist vor allem sinnvoll, um den Fettstoffwechsel zu trainieren.

Dr. Pape

Dr. Pape und sein Schlank-im-Schlaf-Prinzip stehen für die etwas softere Form der Eiweiß-Diäten: Zwar spielt der Verzicht auf Kohlenhydrate auch bei dieser Ernährungsform eine große Rolle. Am wichtigsten ist dabei aber das Wann: Zum Frühstück sind Kohlenhydrate durchaus erlaubt. Zum Mittagessen sind Kohlenhydrate in moderaten Mengen erlaubt, es gilt also das Beilagenprinzip. Abends sind Rührei oder Eiweißshakes angesagt. Sport spielt bei Dr. Pape keine besondere Rolle. Diese Eiweiß-Diät ist also der gemäßigte Allrounder für alle.

New York Diät

Die New York Diät ist quasi das Bootcamp-Programm unter den Eiweiß-Diäten. Zwar stehen Proteine gar nicht so sehr im Mittelpunkt dieser Diät, nichtsdestotrotz ist auch das Konzept von Promitrainer David Kirsch absolut Low Carb. Ähnlich wie bei der Dukan Diät gibt es mehrere Phasen, wobei die erste die härteste ist: Völliger Verzicht auf Nudeln, Reis, Brot, Kartoffeln, Zucker, Obst und Milchprodukte wird mit eineinhalb Stunden Sport kombiniert – und zwar täglich. Auf dem Speiseplan stehen Salat, Gemüse, fettarmes Fleisch und Eiweißshakes. Insgesamt acht Wochen lang werden die erlaubten Lebensmittel nach und nach wieder zahlreicher, bis du dich zum Schluss wieder normal ernähren darfst. Die New York Diät ist hart, aber wirksam – wer es mit der Bikinifigur ernst meint, ist mit dieser Eiweiß-Diät bestens beraten.

Gibt's das auch in vegetarisch?

Das große Problem am Prinzip Eiweiß-Diät: Die meisten Konzepte sind sehr stark auf Fleisch und Fisch fokussiert, Diäten wie Atkins, Dukan oder die ketogene Kost kommen kaum ohne aus. Tatsächlich ist pflanzliches Eiweiß aber sogar gesünder: Die Nieren werden nicht so stark belastet, negative Effekte auf den Stoffwechsel kannst du mit vegetarischen Lebensmitteln vermeiden. Auch wenn es auf den ersten Blick schwierig erscheinen mag, eine Umstellung auf eiweißreiche, aber vegetarische Kost lohnt sich. Proteinreiche pflanzliche Nahrungsmittel sind vor allem Hülsenfrüchte, also Erbsen, Bohnen und Linsen, außerdem Quinoa, Amaranth, Buchweizen, Nüsse und Sojaprodukte wie Tofu und Seitan. Während diese Lebensmittel komplett pflanzlich (also sogar vegan) sind, kannst du als Vegetarier auch auf sämtliche Milchprodukte und Eier zurückgreifen. Bei der Wahl zwischen Obst und Gemüse solltest du dich übrigens häufiger für Gemüse als für Obst entscheiden, da Früchte mitunter sehr viel Zucker enthalten.

FdH (Friss die Hälfte)

Bei den meisten Diäten erfolgt eine komplette Umstellung: Neue Rezeptbücher werden gekauft, komplizierte Ernährungspläne aufgestellt und schweißtreibende Sportarten betrieben. FdH hat mit solchen Maßnahmen nichts zu tun, sondern konzentriert sich ausschließlich auf die Hälfte der sonst zu sich genommen Nahrungsmenge.

Wie funktioniert FdH?

Einfach weniger essen ist die Devise. Genauer gesagt, nur die Hälfte essen. Nahrungsmittel werden nicht genau abgewogen, man braucht keine Vorgaben, wann man wie viel essen darf, **Kalorientabellen** sind unnötig und der Heißhunger wird durch reichlich Mineralwasser gestoppt. Wer mag, kann auch Sport treiben, da dieser die Gewichtsabnahme zusätzlich zu FdH beschleunigt.

Vorteile

FdH braucht praktisch keinerlei Vorbereitung und kann sofort gestartet werden, ohne vorher einen Arzt zu Rate zu ziehen oder komplizierte Diätpläne auszuarbeiten. Einschränkungen gibt es bei FdH nicht. Es geht lediglich darum, nur die Hälfte zu essen oder zu trinken.

Nachteile

So einfach und effektiv FdH auch zu sein scheint, weist auch FdH Nachteile auf. Zu Beginn hat man meistens viel Hunger, da die Bedarfsmenge an Kalorien und Nährstoffen nicht gedeckt ist und auch Mineralwasser nur kurzzeitig das Hungergefühl stoppt. Wer sich sowieso nicht ausgewogen und gesund ernährt, sondern viele Süßigkeiten und Fette zu sich nimmt, reduziert zwar durch FdH die ungesunden Nahrungsmittel, aber vernachlässigt eben auch die nährstoffreichen Komponenten, was auf Dauer zu einer Unterversorgung führen kann. Der Körper signalisiert Hunger, was zu Fressattacken führt und damit die FdH ins Gegenteil umgekehrt wird.

Die gesündere Variante

Für einen kurzfristigen Gewichtsverlust oder um beispielsweise nach ein paar sehr genussreichen Tagen als Ausgleich, ist FdH völlig in Ordnung. Willst Du allerdings langfristig etwas an deinem Gewicht und vielleicht auch an deiner Ernährungsweise ändern ist diese Variante von FdH eine gute Möglichkeit: Halbiere einfach die ungesunden Lebensmittel, also Süßigkeiten, fettreiche Snacks und nährstoffarme, aber kalorienreiche Leckereien. Bei gesunden Lebensmitteln, wie Obst, Gemüse und vor allem zuckerfreien Getränken schlägst Du hingegen (mindestens) genau so zu wie vorher.

Formoline L112

Wie wirkt formoline L112?

Der Hauptinhaltsstoff von formoline L112 ist der Faserstoff Polyglucosamin (L112), der eine sehr hohe Fettbindungsfähigkeit besitzt. Er bindet im Verdauungstrakt einen Teil der Nahrungsfette und wird anschließend zusammen mit den daran gebundenen Fetten auf natürlichem Weg ausgeschieden. Die gebundenen Nahrungsfette stehen dem Körper somit als Energiequelle nicht mehr zur Verfügung. Eine nennenswerte **Gewichtsabnahme kann** nur dann erfolgen, wenn die Kalorienzufuhr über einen längeren Zeitraum niedriger ist, als der **Energiebedarf**. Zusätzlich wirken die aufgequollenen Faserstoffe von formoline L112 leicht sättigend.

Je nach Bedarf nimmt man vor dem Essen zwei mal täglich zwei Tabletten formoline L112 mit einem großen Glas Wasser ein. Um das Gewicht zu halten, reicht zwei mal täglich eine Tablette. Auch kann man die Einnahme variieren, zum Beispiel vor einem besonders üppigen Essen. Natürlich muss man sich, wie bei jedem Medikament, auch bei formoline L112 gründlich infomieren.

Was bringt eine Diät mit formoline L112?

Man muss also nicht auf Pfannkuchen, Pommes und Burger verzichten und nimmt trotzdem ab? Nicht unbedingt, denn da ist auch schon der erste Haken. Formoline L112 bindet ausschließlich Nahrungsfette, keinen Zucker und keine **Kohlenhydrate**. Dabei machen genau diese Stoffe dick. Man muss also zusätzlich die **Ernährung** umstellen und gleichzeitig die Kalorienaufnahme verringern. Sogar der Hersteller selbst empfiehlt eine Fettaufnahme von 60-80 Gramm am Tag, welche aber sehr schnell erreicht ist. Dazu sollte man sich ausreichend bewegen und viel trinken. Wenn man ehrlich ist, nimmt man auch schon so ab, ohne Tabletten zu Hilfe nehmen zu müssen. Außerdem wird die Einnahme von Formoline L112 nur bei stark übergewichtigen Menschen empfohlen. Wenn man sich zwischenzeitlich ein paar Speckröllchen angeschlemmt hat und schnell 2 bis 3 Kilo **abnehmen** will, wird man keinen großen Erfolg erzielen, dünner wird hier höchstens der Geldbeutel. Eine Packung kostet um die 84,60 Euro.

Über die Wirkung sind sich auch diejenigen, die die Tabletten ausprobiert haben, uneinig. Aus Foren ging hervor, dass viele gar nicht abgenommen haben und diejenigen die Gewicht verloren haben, zusätzlich auf ihre Ernährung geachtet und Sport gemacht haben. Formoline L112 kann also nur eine Abnahme unterstützen, aber keine herbeiführen. Das Gute daran ist, dass Formoline L112 nicht gesundheitsschädlich ist. Formoline L112 wurde vom Bundesverband deutscher Apotheken sogar zum Schlankheitsmittel des Jahres 2008 gekürt.

Nebenwirkungen

Wegen der Faserstoffe, die die Pillen enthalten, kann es zu Verstopfung und Bauchschmerzen kommen. „Formoline L112 ist ein allgemein gut verträgliches Präparat. In seltenen Fällen wird von allergischen Reaktionen (z.B. auf Krebstiere) berichtet. Verstopfung oder Blähungen treten nur selten auf, in der Regel zu Beginn der Anwendung von Formoline L112, verschwinden aber meist nach einigen Tagen", schreibt der Hersteller.

Wenn man allerdings zahlreichen Patientenmeinungen Glauben schenkt, treten Verstopfungen und Blähungen stark vermehrt auf! Man muss zusätzlich zur Einnahme von formoline L112 also wesentlich mehr trinken als sonst und selbst dann kann es einem nicht gut bekommen. Für alle die unter einer Krusten- oder Schalentierallergie leiden, heißt es auf jeden Fall: Finger weg von formoline L112!

Die Glyx Diät

Was ist die Glyx Diät?

Das „Glyx" bei der Glyx Diät ist eine Abkürzung für den Begriff „Glykämischer Index".Der glykämische Index ist ein Maß zur Bestimmung der Wirkung eines kohlenhydrathaltigen Lebensmittels auf den Blutzuckerspiegel des Menschen und dient eigentlich zur Ernährungsberatung von Diabetikern. Je höher der glykämische Index ist, desto schneller steigt der Blutzuckerspiegel.

Gute und schlechte Kohlenhydrate

Die Glyx Diät unterscheidet zwischen guten und schlechten Kohlenhydraten. Die guten Kohlenhydrate haben einen glykämischen Index von unter 50 und lassen den Blutzucker nur langsam steigen. Somit sorgen sie für ein langanhaltendes Sättigungsgefühl. **Gute Kohlenhydrate sind komplexe Kohlenhydrate**: Sie stecken in Lebensmitteln wie Vollkornnudeln, Obst und Gemüse und dürfen bei der Glyx Diät reichlich verzehrt werden. Weißbrot und Traubenzucker hingegen bestehen hauptsächlich aus „schlechten Kohlenhydraten" den Monosacchariden oder auch Einfachzuckern: Sie stellen dem Körper sofort Energie zu Verfügung. Die Folge ist, dass bei ihrem Verzehr der Blutzucker rasant steigt. Ihr Glyx Faktor liegt bei über 50.

Die Glyx Diät verhindert Heißhunger

Der Körper reagiert auf den hohen Blutzuckerspiegel mit der Ausschüttung des Hormons Insulin, das den Spiegel rasch absenkt. Somit tritt das Hungergefühl schon nach kurzer Zeit wieder ein. Der knurrende Magen lässt einen schnell zu einem „kleinen ungesunden Snack" greifen und der Blutzucker steigt von neuem. Diesem Effekt soll die Glyx Diät entgegen wirken: Laut Glyx Diät wird bei einem hohen Blutzuckerspiegel Fett gespeichert, wodurch keine Abnahme möglich ist.

Funktioniert die Glyx Diät?

Obwohl Wissenschaftler den Erfolg einer Glyx Diät bezweifeln, da die Fettspeicherung im Körper sowohl vom Flüssigkeitsgehalt, als auch von der Temperatur, sowie dem Fett- und Ballaststoffgehalt einer Mahlzeit abhängig ist, funktioniert die Glyx Diät.

Abnehmen mit der Glyx Diät

Bewusstes Essen — das zu vermitteln ist die Hauptaufgabe der Glyx Diät. Kohlenhydrate in Maßen sind erlaubt, allerdings sollte man dafür etwas anderes weglassen. Zum Beispiel darf man bei der Glyx Diät Nudeln essen, sollte dabei allerdings auf den Parmesan Käse verzichten. Ebenso ist gegen ein Spiegelei nichts einzuwenden, wenn man das Brot dafür weglässt. Fett und Zucker kombiniert reduzieren den Erfolg der Glyx Diät und sollten somit auf keinen Fall zusammen gegessen werden.

Drei Mahlzeiten pro Tag genügen laut der Glyx Diät, denn der Körper benötigt Ruhephasen, um die Speisen zu verarbeiten. **Eiweiß** gilt bei der Glyx Diät als absoluter Fatburner und darf somit oft und reichlich gegessen werden. Vor allem abends ist es ratsam, eiweißhaltige Nahrung zu sich zu nehmen, da sie die **Fettverbrennung** im Schlaf ankurbelt. Während der gesamten Glyx Diät sollte man Zucker möglichst vermeiden, Alkohol ist ebenso verboten. Viel Wasser und Tee zu trinken, sowie ausreichend und regelmäßig **Sport** zu treiben, sollte man diszipliniert durch den ganzen Zeitraum der Glyx Diät ziehen.

Die Vorteile

Die Glyx Diät kann zu einer Ernährungsumstellung werden. Man lernt bei der Glyx Diät sowohl, sich ausgewogen zu ernähren, als auch sich sportlich zu betätigen. Für eine langfristige und **gesunde Ernährung** ist die Glyx Diät also durchaus geeignet.

Die Nachteile

Sobald man mit der Glyx Diät aufhört und in seine alten Essgewohnheiten zurück fällt, tritt auch schon der so genannte Jo-Jo-Effekt ein.

Das sagen die Experten

Die Glyx Diät kann ein hilfreicher Einstieg zu einer lebenslangen Ernährungsumstellung sein. Man lernt bei der Glyx Diät, gesund zu leben Zucker oder Fett nur in Maßen zu genießen. Wissenschaftler bezweifeln, dass ausschließlich der glykämische Index für die Abnahme verantwortlich ist, da die Glyx Diät auf grundsätzliche Abnehmregeln baut: viel Bewegung und eine gesunde Ernährung.

Die Hollywood Diät

Wie funktioniert die Hollywood Diät?

Bei der Hollywood Diät dreht sich alles um den **Verzicht auf Kohlenhydrate**. Bei diesem Prinzip wird davon ausgegangen, dass sie es sind, die dick machen. Der **Ansatz einer Low Carb** Diät ist erkennbar sowie Teile der Trennkost, da Eiweiße und Kohlenhydrate getrennt aufgenommen werden. Der Zeitraum der Hollywood Diät liegt zwischen zwei und vier Wochen, in denen täglich nicht mehr als 1000 Kalorien zu sich genommen werden dürfen, besser wäre ein Tagespensum um die 600 – 800 Kalorien.

Die Nahrungsmittel bei der Hollywood Diät bestehen zum größten Teil aus proteinhaltiger Nahrung wie magerem Fleisch und Fisch. Daneben sieht die Hollywood Diät Gemüse, Nüsse, Eier, Meeresfrüchte, Eier, Sojaprodukte, Salat und Obst vor. Das Besondere sind die exotischen Früchte, die ebenfalls auf dem Speiseplan stehen und durch ihre Enzyme **den Stoffwechsel ankurbeln sollen**. Salz, Zucker und Fett werden bei der Hollywood Diät kaum oder gar nicht gegessen. Kartoffeln, Reis, Nudeln und Brot sind als Kohlenhydrat-Liefereranten nicht zugelassen. Wasser, Saft sowie ungesüßter Kaffee oder Tee sind erlaubt sowie alkoholfreies Bier.

Die Vorteile

Bei der Hollywood Diät ist eine schnelle und effektive Gewichtsabnahme garantiert. Der Speiseplan ist aufgrund seiner Vielfältigkeit nicht langweilig und macht das Durchhalten viel leichter.

Die Nachteile

Ganz abgesehen davon, dass die Annahme, dass Kohlenhydrate dick machen, völlig veraltet ist, ist die Hollywood Diät nichts für den kleinen Geldbeutel. Exotische Früchte und frischer Hummer mögen sehr lecker und gesund sein, sind auf Dauer aber sehr teuer. Die geringe Kalorienzufuhr sorgt zudem dafür, dass man Heißhungerattacken bekommt, der Körper auf Notversorgung umschaltet und der JoJo-Effekt praktisch vorprogrammiert ist. Die erhöhte Proteinmenge, die die Hollywood Diät vorsieht, kann die Nieren belasten, außerdem erhöht sich durch die Menge an Eiweiß im Cholesterinspiegel. Es kann durch die Hollywood Diät auch zu Verdauungsproblemen kommen, da die Kohlenhydrate fehlen. Durch die sehr geringe Energiezufuhr fühlt man sich müde und unkonzentriert.

Die Kohlsuppen Diät

Was ist die Kohlsuppe Diät?

Die Kohlsuppe Diät, auch bekannt unter den Namen Krautsuppen Diät gehört zu den Crash Diäten und verspricht eine Gewichtsreduzierung von bis zu fünf Kilo in einer Woche. Während der Kohlsuppen Diät ernährst du dich fast ausschließlich von Kohlsuppe. Sie enthält Gemüse wie Zwiebeln, Kohl und Weißkraut und ist somit sehr kalorienarm, aber ballaststoffreich. Durch den geringen Eiweißanteil ist dein Körper gezwungen, das Eiweiß durch den Abbau von Muskelmasse zu gewinnen. Hinzu kommen die schwer verdaulichen Ballaststoffe der Kohlsuppe. Für deren Umsetzung muss sich dein Verdauungssystem während der Kohlsuppen Diät besonders anstrengen und soll dabei mehr Kalorien verbrennen, als die Kohlsuppe selbst enthält. Strikt verboten sind Brot, Alkohol und gesüßte Getränke. Neben der schnellen Gewichtsabnahme behaupten Befürworter der Kohlsuppen Diät, dass durch die Entschlackung des Körpers auch ein gesundheitlicher Nutzen erzielt wird. Die Kohlsuppen Diät soll außerdem keinerlei Hungergefühl aufkommen lassen. Du darfst so viel Kohlsuppe essen, wie du möchtest.

Rezept für die Kohlsuppe (für eine Person für eine Woche)

Zutaten
6 lange Frühlingszwiebeln
- 2 große grüne Paprika
- 2 Dosen Tomaten
- 1 großer Weißkohl
- 1 Bund Petersilie
- 1 Bund Staudensellerie
- 2 Pakete Zwiebelsuppe

Das Gemüse waschen, schälen und zerkleinern. Mit mindesten 5 Litern Wasser 5 - 10 Minuten aufkochen und anschließend 20 - 25 Minuten bei schwacher Hitze ziehen lassen. Vor dem Verzehr die Suppe mit Kräutern und Gewürzen abschmecken. Nicht salzen!

Plan für eine Woche

1. Tag: Am ersten Tag der Kohlsuppen Diät darfst du so viel Kohlsuppe und Obst essen, wie du möchtest. Ausgenommen sind Bananen, Honig- und Wassermelonen. Du solltest viel stilles Wasser und Tee trinken.

2. Tag: Am zweiten Tag der Kohlsuppen Diät solltest du neben der Kohlsuppe viel rohes Gemüse essen. Am besten grünes Gemüse, wie zum Beispiel Gurke, Paprika oder Brokkoli. Auf rote Bohnen, Mais und Erbsen solltest du verzichten. Zum Abendessen darfst du dir eine Pellkartoffel mit Margarine gönnen. Am Abend solltest du an diesem Tag auf keinen Fall Obst essen.

3. Tag: An Tag drei kannst du so viel Kohlsuppe, Obst und Gemüse verzehren wie du möchtest, dafür aber keine Kartoffeln.

4. Tag: Am vierten Tag gibt es bei der Kohlsuppen Diät drei Bananen mit fettarmer Milch. Dazu so viel Wasser wie möglich, allerdings nicht mehr als vier Liter. Du sollte außerdem über den Tag verteilt viel Kohlsuppe essen.

5. Tag: Am fünften Tag der Kohlsuppen Diät solltest du über den Tag verteilt ein Pfund Fleisch und sechs frische Tomaten essen. Dazu 6-8 Gläser Wasser, außerdem natürlich die Kohlsuppe.

6. Tag: Tag Sechs der Kohlsuppe Diät erlaubt dir soviel grünes Gemüse und Fleisch, wie du möchtest. Und natürlich die Suppe.

7. Tag: Am letzten Tag der Diätwoche darfst du Vollkorn-Reis, Gemüse, Obstsaft und Kohlsuppe verspeisen. Möglich ist zum Beispiel eine Reis-Gemüse-Pfanne.

Die Vorteile

Die Kohlsuppen Diät ist sehr einfach durchzuführen. Ein großer Topf Kohlsuppe ist schnell gekocht. Die Kohlsuppe lässt sich problemlos einfrieren und kann zu jeder Zeit wieder aufgetaut werden. Die Kohlsuppen Diät verspricht bei genauer Einhaltung des Kohlsuppen Diät Plans eine Gewichtsreduktion von bis zu fünf Kilo innerhalb einer Woche.

Die Nachteile

Wie auch bei anderen Crash Diäten lernst du bei der Kohlsuppe Diät weder, dich ausgewogen zu ernähren, noch dich sportlich zu betätigen. Wenn du nicht aufpasst, kann dich deshalb nach der Kohlsuppen Diät leicht der Jo-Jo-Effekt einholen. Ernährungswissenschaftler halten die Kohlsuppen Diät für eine dauerhafte Gewichtsabnahme für ungeeignet und zu einseitig. Viele Anwender werden der Kohlsuppe schon nach einigen Tagen überdrüssig. Der Geruch des Kohls ist penetrant und setzt sich unter Umständen in der Wohnung fest. Die typische Reaktion ist die Konzentration auf die ergänzenden Lebensmittel der Kohlesuppen Diät. Die Kohlsuppe wird vernachlässigt und somit der Diäterfolg gefährdet. Neben der eigenen Disziplin muss du auch auf deine Freunde und Familie bauen können, denn der Kohl hat eine stark blähende Wirkung und lässt somit auch deinen Bekanntenkreis an der Kohlsuppen Diät teilhaben. Die Behauptung, dass die Kohlsuppen Diät durch die Entschlackung auch einen gesundheitlichen Nutzen hat, wird von vielen Anwendern entkräftet. Statt einer Steigerung der Fitness bringt die Kohlsuppen Diät in den meisten Fällen ein Gefühl der Abgeschlagenheit und Müdigkeit mit sich.

Die Max Planck Diät

Die Max Planck Diät ist eine Diät-Form, mit der man besonders **schnell abnehmen** soll. Sie beruht auf dem Prinzip „Low Carb". Das bedeutet, dass während der zweiwöchigen Max Planck Diät, abgesehen von etwas Obst, **so gut wie keine Kohlenhydrate** gegessen werden dürfen. Dagegen stehen reichlich eiweißhaltige Lebensmittel wie Fleisch und Eier auf dem Speiseplan. Milch darf bei der Max Planck Diät in geringen Mengen verzehrt werden. Kaffee ist ebenso erlaubt, Alkohol dagegen während der gesamten Diät verboten.

Woher kommt die Max Planck Diät?

Wer die Max Planck-Diät tatsächlich erfunden hat, ist nicht zu ermitteln. Die Max Planck-Institute haben allerdings überhaupt nichts damit zu tun und distanzieren sich von dieser Diät. Die Max Planck Diät beruht auf einem strengen Wochenplan, der zwei Wochen hintereinander exakt befolgt werden soll. Wer sich genau an die Regeln der Max Planck Diät hält, soll innerhalb von zwei Wochen bis zu neun Kilo abnehmen. Darüber hinaus soll sich der Stoffwechsel durch die Max Planck Diät derart umstellen, dass man danach noch drei Jahre gegen jegliche Gewichtszunahme „immun" sei – so die (nicht näher zu bestimmenden) Entwickler dieser Diät.

Ernährungsplan für eine Woche Max Planck Diät

Die Max Planck Diät gibt einen strengen Ernährungsplan für eine Woche vor. Dieser Ernährungsplan gilt jedoch nicht nur für eine Woche, sondern für zwei. An Tag acht deiner Max Planck Diät fängst du einfach wieder mit Tag 1 an.

Tag 1:

Frühstück: Kaffee ohne Zucker in beliebiger Menge
Mittagessen: 2 gekochte Eier, Spinat (wenig gesalzen)
Abendessen: 1 großes Steak gegrillt oder 3 Beefsteaks gebraten, grüner Salat und Sellerie

Tag 2:

Frühstück: Kaffee schwarz ohne Zucker und 1 Brötchen
Mittagessen: 1 großes Steak, grüner Salat und jegliche Art von Früchten
Abendessen: Schinken gekocht, unbegrenzt

Tag 3:

Frühstück: Kaffee schwarz, ohne Zucker und 1 Brötchen
Mittagessen: 2 gekochte Eier, Salat und Tomaten
Abendessen: Schinken gekocht und grüner Salat

Tag 4:

Frühstück: Kaffee schwarz, ohne Zucker und 1 Brötchen
Mittagessen: 1 gekochtes Ei, Mohrrüben gekocht oder roh und Schweizer Käse
Abendessen: Früchte und Natur-Joghurt

Tag 5:

Frühstück: Mohrrüben mit Zitrone und schwarzem Kaffee
Mittagessen: gedünsteter Fisch und Tomaten
Abendessen: 1 Steak und grüner Salat

Tag 6:

Frühstück: Kaffee schwarz und 1 Brötchen
Mittagessen: gegrilltes Huhn
Abendessen: 2 gekochte Eier, Mohrrüben

Tag 7:

Frühstück: Tee mit Zitrone
Mittagessen: 1 Steak gegrillt, Früchte nach Wahl
Abendessen: frei nach Wahl - was immer man mag.

Ist die Max Planck Diät zu empfehlen?

Experten raten von der Max Planck Diät ab. Abgesehen davon, dass sie zu einer schnellen Gewichtsreduktion führt, hat sie im Grunde nur Nachteile zu bieten. Denn auch der scheinbare Vorteil der schnellen Abnahme bei der Max Planck Diät entpuppt sich als Mogelpackung. Zum einen ist der Jojo-Effekt bei einer solch einseitigen und energiearmen Ernährung unvermeidlich. Auf Dauer macht die Max Planck Diät also nicht schlanker, sondern dicker. Es spricht auch nicht gerade für die Diät, dass keinerlei Sport in den

Diätplan integriert wird. Zum anderen sind die angegebenen neun Kilo Gewichtsreduktion bei der Max Planck Diät in zwei Wochen völlig unrealistisch. Nicht zuletzt ist die Behauptung, eine Gewichtszunahme sei nach der Max Planck Diät für die nächsten drei Jahre unmöglich, schlichtweg haltlos. Keine Diät kann solche „Stoffwechselveränderungen" hervorrufen, die vor Gewichtszunahme schützen. Zudem ist die Max Planck-Diät durch den sehr einseitigen Speiseplan auch nicht ungefährlich für den Körper. Durch die geringen Mengen an Kohlenhydraten, Gemüse und Obst sind Mangelerscheinungen vorprogrammiert. Die überhöhte Eiweißzufuhr kann zudem den Cholesterinspiegel gefährlich erhöhen und die Nieren belasten.

Die Nulldiät

Was ist das Ziel der Nulldiät?

Hauptziel der Nulldiät ist eine enorme **Gewichtsreduktion**. Der Gewichtsverlust liegt bei ca. 350 bis 450 Gramm am Tag. Bei der Nulldiät verliert man hauptsächlich Wasser und Muskeleiweiß, allerdings stellt der Körper erst nach mehreren Wochen auf **Fettverbrennung** um. Aber Vorsicht ist geboten, denn gesunde Menschen kommen nur einen Monat ohne feste Nahrung aus.

Was ist erlaubt und was nicht?

Bei der Nulldiät wird vollständig auf die Zufuhr fester Nahrung verzichtet. Die Trinkmenge wird auf drei bis vier Liter pro Tag gesteigert, um eine optimale Ausscheidung der Stoffwechselprodukte zu gewährleisten. Bei der Nulldiät dürfen ausschließlich kalorienfreie Getränke, wie Mineralwässer, ungesüßter Tee und Kaffee getrunken werden. Auch Gemüse- und Obstsäfte sowie Gemüsebrühen sind bei der Nulldiät teilweise erlaubt. Um zumindest die Versorgung mit Vitaminen und Mineralstoffen sicherzustellen, werden häufig Nahrungsergänzungsmittel empfohlen. Am Anfang der Nulldiät kommt es zu einem starken Hungergefühl. Erst wenn der Körper sich darauf eingestellt hat, verschwindet dieses Gefühl nach und nach.

Vorteile

Der enorm starke Gewichtsverlust kann als Vorteil der Nulldiät im Vergleich zu anderen Diät-Konzepten betrachtet werden.

Nachteile

Bei der Nulldiät verliert man hauptsächlich Wasser und Muskeleiweiß, wodurch es zu extrem starkem **Gewichtsverlust** kommt. Erst nach mehreren Wochen stellt der Körper auf Fettverbrennung um.

Der Körper reduziert **den Kalorienverbrauch** so weit **wie möglich**, da er um sein Überleben kämpft. Auch nach der **Diät** hält der reduzierte Energieverbrauch noch an und macht dadurch den Jojo-Effekt sehr wahrscheinlich. Häufige Begleiterscheinungen der Nulldiät sind Müdigkeit, Konzentrationsschwäche und Kopfschmerzen. Mögliche Risiken sind außerdem das Auftreten von Gicht und Störungen im Mineralstoff- und Flüssigkeitshaushalt bei längerem Nahrungsverzicht.

Für wen ist die Nulldiät geeignet?

Eine Nulldiät sollte, wenn überhaupt, nur von gesunden Menschen und unter ärztlicher Kontrolle durchgeführt werden. Menschen mit einer Nierenfunktionsstörung, Herz-Kreislauf-Problemen und Diabetes ist dringend von einer Nulldiät abzuraten.

Die Rohkost Diät

Was ist das Ziel der Rohkost-Diät?

Rohkost enthält nur sehr wenig **Kalorien**, beschäftigt den Magen aber langfristig und mindert somit das Hungergefühl. Bessere Abnehmerfolge sind durch die Rohkost-Diät also die Folge. Befürworter der Rohkost-Diät heben die vitaminreiche und fettarme **Ernährung** hervor. Außerdem hat die Rohkost-Diät eine entwässernde und entschlackende Wirkung.

Was ist erlaubt und was verboten?

Die Rohkost-Diät beschränkt sich ausschließlich auf ungekochte Nahrungsmittel wie Obst, Gemüse, Salate, Nüsse. Das macht die Diät sehr vitaminreich und fettarm zugleich. Alles was gekocht werden muss, ist bei der Rohkost-Diät verboten. Stärkereiche Lebensmittel wie Kartoffeln und Hülsenfrüchte sind tabu, da diese vor dem Verzehr gekocht werden müssen, und ansonsten nicht verdaulich wären. Auf tierische Erzeugnisse wie Fisch, Fleisch, Milchprodukte und Eier muss während der Rohkost-Diät verzichtet werden. Getreide ist zwar erlaubt, allerdings ist es für die Meisten von uns bekömmlicher, wenn es geröstet oder gebacken wird, beispielsweise als Vollkornflocken oder Brot, also ist auch dies bei der Rohkost-Diät eher nicht ideal. Auch Milcheiweiß kann vom Körper besser verwertet werden, wenn es durch Säuren (Joghurt, Quark) oder durch Erhitzen verändert wird – diese verarbeiteten Lebensmittel sind jedoch während der Rohkost-Diät verboten. Insgesamt ist das Nahrungsspektrum dadurch sehr eingeschränkt.

Vorteile

Der Vitamingehalt von pflanzlichen Lebensmitteln ist im Rohzustand am höchsten.
- Sie spart Zeit, ist einfach und leicht durchzuführen, da das Kochen bei der Rohkost-Diät entfällt.
- Kalorien werden nicht gezählt.
- Die Rohkost-Diät ist entwässernd und entschlackend
- Man kann ganzen Tag knabbern.
- Die Rohkost-Diät fördert gutes Kauen und damit ein gemächliches Esstempo.

Nachteile

Die Rohkost-Diät ist nur kurzfristig durchführbar.

- Das Nahrungsspektrum ist stark eingeschränkt.
- Der hohe Anteil an Ballaststoffen führt häufig zu Durchfall, Völlegefühl und Blähungen.
- Stoffwechsel und Immunsystem werden auf Dauer durch die Rohkost-Diät geschädigt.
- Die Rohkost-Diät deckt auf Dauer kaum den Kalorienbedarf sportlich aktiver Menschen.

Die Stoffwechsel Diät

Die Stoffwechseldiät basiert auf einer sehr eiweißreichen Ernährung. Kohlenhydrate werden weitestgehend vermieden, Zucker und Alkohol sind ganz verboten. Auch Öle und Salz sollten so weit wie möglich aus der Ernährung gestrichen werden. Zum Trinken gibt es, abgesehen vom morgendlichen Kaffee, nur Wasser.

Der Ernährungsplan ist für sieben Tage ausgelegt, in der zweiten Woche wird der Plan einfach wiederholt. Wie viel du essen sollst, legt die Stoffwechseldiät nicht fest, trotzdem solltest du nicht mehr essen als nötig. Die Mahlzeiten sollten dich satt machen und nicht übersättigen. Daher solltest du langsam essen und die Mahlzeiten genießen, das Sättigungsgefühl stellt sich nämlich erst etwa zehn Minuten, nachdem du genug gegessen hast, ein. Nach den zwei Wochen der Stoffwechseldiät hat sich dein Stoffwechsel so umgestellt, dass du wieder normal essen kannst, ohne wieder zuzunehmen.

Der sieben Tage-Stoffwechseldiät-Plan

1. Tag:

Frühstück: Schwarzer Kaffee oder ungesüßter Tee
Mittagessen: Zwei gekochte Eier und Gemüsesalat, ruhig mit etwas Dressing
Abendessen: Fleisch, zum Beispiel ein Steak oder Wurst. Das Fleisch sollte nicht paniert sein.

2. Tag:
Frühstück: Schwarzer Kaffee und ein Brötchen ohne Belag
Mittagessen: Fleisch, Gemüsesalat und Obst
Abendessen: Fleisch

3. Tag:
Frühstück: Schwarzer Kaffee und ein Brötchen ohne Belag
Mittagessen: Zwei gekochte Eier und Gemüsesalat
Abendessen: Fleisch und Gemüsesalat

4.Tag

Frühstück: Schwarzer Kaffee und ein Brötchen ohne Belag
Mittagessen: Ein gekochtes Ei, etwas Käse und Gemüse
Abendessen: Ein Naturjogurt und Obst

5. Tag:

Frühstück: Schwarzer Kaffee, etwas Gemüse und eine Zitrusfrucht, zum Beispiel eine
Orange
Mittagessen: Fisch und Gemüsesalat
Abendessen: Fleisch und Gemüsesalat

6. Tag:

Frühstück: Schwarzer Kaffee und ein Brötchen ohne Belag
Mittagessen: Fleisch
Abendessen: Zwei gekochte Eier und etwas Gemüse

7. Tag:

Frühstück: Ungesüßter Tee und eine Zitrusfrucht
Mittagessen: Fleisch und Gemüsesalat
Abendessen: Jetzt kannst du essen, was du möchtest – aber in Maßen!

Tag 8 – 14:

Wiederhole Tag 1 – 7.

Die Wirkung ist nicht erwiesen

Leider ist die Effektivität der Stoffwechseldiät wissenschaftlich nicht nachgewiesen. Bisher
wurden nur Studien von professionellen Anbietern der Diät in Auftrag gegeben. Deren
Ergebnisse können jedoch nicht als wissenschaftliche Erkenntnisse gewertet werden, da sie
unter Umständen vom Interesse der Diätanbieter beeinflusst wurden.

Experten kritisieren an der Stoffwechseldiät und ähnlichen Methoden, dass ein
kurzzeitiger Diätplan alleine nicht genügt, um dauerhaft abzunehmen und dem Jojo-
Effekt zu entgehen. Das Problem von kurzen Diäten besteht generell darin, dass sie keinen
Lerneffekt haben.

Trennkost

Trennkost ist seit vielen Jahren ein echter Klassiker unter den Diäten. Du musst nicht hungern, kannst fast essen, was du möchtest und musst dich lediglich an ein paar grundlegende Regeln halten.

Trennkost ist eine Ernährungsform, die Lebensmittel zunächst in drei Gruppen einteilt:

1. Eiweiß
2. Kohlenhydrate
3. Neutrale Lebensmittel

Bei jeder Mahlzeit während der Trennkost gibt es immer genau zwei Kombinationsmöglichkeiten der oben genannten Lebensmittelgruppen: Entweder Eiweiß und neutrale Lebensmittel oder Kohlenhydrate und neutrale Lebensmittel

Darüber hinaus musst du bei der Trennkost darauf achten, dass das Essen zu 80 Prozent aus basenbildenden und zu 20 Prozent aus säurebildenden Lebensmitteln besteht. Zu den basenbildenden Lebensmitteln zählen Obst, Gemüse, Salat, Milch, Butter und Joghurt. Zu den säurebildenden Nahrungsmitteln gehören Fleisch, Käse, Fisch, Kartoffeln und Vollkornbrot. Neutrale Lebensmittel sind Nüsse, viele Gemüsesorten und Gewürze.

Anhänger der Trennkost vertreten die Theorie, dass eine gleichzeitige Zufuhr von Kohlenhydraten und Eiweiß die Verdauung verzögert und dadurch den Körper übersäuert. Diese Übersäuerung soll angeblich zu Übergewicht und Krankheiten führen. Wissenschaftlich wurden diese Thesen allerdings bereits widerlegt. Ein positiver Nebeneffekt der Trennkost ist aber dennoch ein durchschnittlicher Gewichtsverlust von bis zu zwei Kilo pro Monat.

Warum nimmst du durch Trennkost ab?

Trennkost-Fans sind der Meinung, dass der menschliche Organismus Eiweiß und Kohlenhydrate nicht gleichzeitig verdauen kann. Wenn du dennoch beides gleichzeitig isst, übersäuert der Körper und der Gewichtsverlust wird verhindert. Werden Eiweiß und Kohlenhydrate also getrennt gegessen, bleibt die Übersäuerung aus und du nimmst ab.

Was ist verboten?

Man sollte lediglich darauf verzichten, Eiweiß und Kohlenhydrate in Kombination zu essen. Auf kalorien- und kohlenhydrathaltige Getränke sowie zuckerhaltige Lebensmittel, weißes Mehl Stärke und sollte bei der Trennkost dennoch verzichtet werden, da sich die Diät am effektivsten mit frischen und gesunden Lebensmitteln durchführen lässt.

Was ist erlaubt?

Generell dürfen bei der Trennkost alle gesunden Lebensmittel gegessen werden, solange die Lebensmittelgruppen voneinander getrennt verzehrt werden. Dabei solltest du darauf achten, dass du 80 Prozent basenbildende und 20 Prozent säurebildende Nahrungsmittel isst. Insgesamt darfst du drei Mahlzeiten über den Tag verteilt essen. Zwischen den einzelnen Mahlzeiten sollen mindestens vier Stunden liegen.

Wie bewerten Experten die Trennkost?

Die Deutsche Gesellschaft für Ernährung (DGE) sieht die Trennkost eher kritisch: So sichert die empfohlene Lebensmittelauswahl keine ausreichende Nährstoffversorgung, da nur 20 bis 25 Prozent der Nahrung aus säurebildenden Lebensmitteln bestehen. Darüber hinaus bemängelt die DGE am Trennkost Konzept das Fehlen einer ausreichenden Versorgung mit Calcium, Jod und Omega-3-Fettsäuren. Grundsätzlich hat ein gesunder Mensch bei einer ausgewogenen Ernährungsweise keine Übersäuerung zu befürchten. Eine basenüberschüssige Kost bewirkt zudem keine nachweisbaren gesundheitlichen Vorteile. Positiv beurteilt die DGE aber dennoch die energie- und fettarme Ernährung der Trennkost.

Für wen ist die Trennkost geeignet?

Eine konsequent durchgeführte Trennkost benötigt eine intensive Auseinandersetzung mit dem Thema **Ernährung**. Letztendlich solltest du selbst wissen, wie die Kategorisierung zwischen Kohlenhydraten und Eiweiß erfolgt, damit du auch richtig trennen kannst.

Für wen ist die Trennkost nicht geeignet?

Essen muss schmecken und dir ist völlig egal, ob das nun Kohlenhydrate, Eiweiß, säure- oder basenbildende Lebensmittel sind? Dann lieber Finger weg von der Trennkost.

Vorteile

Trennkost gewährleistet eine gesunde Ernährungsweis
- Eine intensives Auseinandersetzen mit dem Thema „gesunde Ernährung"
- Trennkost verursacht keinerlei Kosten für zusätzliche Anschaffungen
- Trennkost lässt sich relativ einfach auch in Restaurants anwenden
- Die empfohlenen Fette sind hochwertig

Nachteile

- Die Trennkost-Idee basiert auf veralteten Prinzipien, neue wissenschaftliche Kenntnisse werden nicht berücksichtigt
- Heißhungergefahr auf beliebte Speisen, wie Nudeln oder Pizza
- Nicht alle Trennkostratgeber empfehlen ein Sportprogramm
- Trennkost setzt eine intensive Beschäftigung mit dem Thema Ernährung voraus

Weight Watchers

Weight Watchers steht für eine bewusste Ernährungsumstellung zur optimalen Gewichtsreduktion. Das Prinzip lockt Woche für Woche über eine Million Weight Watcher zu den deutschlandweiten Treffen. Alleine abnehmen führt zu Misserfolg, lautet die Devise.

Was ist die Weight Watchers Diät?

Die New Yorker Hausfrau Jean Nidetch versuchte 1963 vergeblich, auf eigene Faust abzunehmen. Nach dem sie regelmäßige Treffen mit Freundinnen ins Leben gerufen hatte, klappte es auch mit dem Wunschgewicht. Der Grundstein für das Konzept der Weight Watchers, durch wöchentliche Treffen leichter abzunehmen, war gelegt. Mittlerweile kann man in über 30 Ländern sein Gewicht mit Weight Watchers kontrollieren lassen. Seit 1970 gibt es die Weight Watchers auch in Deutschland. Mittlerweile finden regelmäßig rund 4.600 Treffen in Deutschland statt.

Das Ziel: Abnehmen ohne Verzicht und danach das Wunschgewicht für immer halten!

Was verspricht Weight Watchers?

Dank Weight Watchers soll man sein Wunschgewicht auch langfristig halten könnten. Das ausgeklügelte Ernährungskonzept lässt die Pfunde nicht nur purzeln – es lässt sie auch nie wieder zurückkommen.Das Beste: Ihr dürft alle Lebensmittel essen, die Euch schmecken. Völlig ohne Verzicht soll so eine Abnahme von 500 bis 1.000 Gramm pro Woche garantiert sein!

Was ist verboten?

Das Weight Watchers Konzept verbietet gar nichts. Frei nach dem Motto: „Alles kann, nichts muss" verspricht das „FlexPoints" - System, sich von allen Lebensmitteln satt essen zu können. Aus diesem Grund wurden auch von Weight Watchers 18 Sattmacher ins Leben gerufen, die zum großen Teil aus Lebensmitteln bestehen, die in anderen Diäten strikt verboten sind. Soviel essen, wie man möchte, kann man bei den Weight Watchers unter anderem Nudeln, Kartoffeln, Reis und Fisch - Ein Traum für jeden Abnehm-Willigen.

Was ist erlaubt?

Alles! Das speziell entwickelte Programm „FlexPoints" teilt allen Lebensmitteln einen individuellen POINTS-Wert pro Portion zu. Solange die von Weight Watchers persönlich ermittelte POINTS-Summe nicht überschritten wird, kann man essen, was und wie viel man möchte.

Wie ist Weight Watchers strukturiert?

Der Erfolg von Weight Watchers basiert auf den wöchentlichen Gruppentreffen. Im ersten Weight Watchers Treffen wird die Ausgangssituation mittels der Parameter Alter, Ausgangsgewicht, Größe und Wunschgewicht festgehalten. Daraus berechnet der Gruppenleiter der Weight Watchers die individuelle POINTS-Zahl. Die POINTS-Zahl gibt dabei die Menge an Nahrung an, die man täglich zu sich nehmen sollte. Solange man sich an diesen persönlichen Wert hält, läuft mit der Abnahme auch nichts schief.
Allen Nahrungsmitteln und Getränken ist bei Weight Watchers eine POINTS-Zahl zugeordnet, wobei die meisten Obst- und Gemüsesorten keine Punkte haben und man sich daran richtig satt essen kann.

Weight Watchers Basispunktzahl beim weiblichen Geschlecht: 7 Punkte

Alter:
18-20 Jahre 5 Punkte
21-35 Jahre 4 Punkte
36-50 Jahre 3 Punkte
51-65 Jahre 2 Punkte
Über 65 Jahre 1 Punkt

Gewicht:
Der Zehner des eigenen Gewichts bestimmt die Weight Watchers POINTS-Zahl; bei 82 kg liegt der Wert bei 8 Punkten, bei 105 kg bei 10 POINTS.

Größe:
Kleiner als 1,60 m 1 Punkt
Größer als 1,60 m 2 Punkte

Die tägliche Beschäftigung im Alltag spielt bei der Berechnung der Weight Watchers POINTS-Zahl ebenfalls eine Rolle:

hauptsächlich sitzende Tätigkeit = 0 Punkte

hauptsächlich stehende, zeitweise sitzende Tätigkeit = 2 Punkte
hauptsächlich gehend, zeitweise stehend = 4 Punkte
körperlich anstrengend = 6 Punkte

Prominente Weight Watchers

Weltweit prominentestes Weight Watchers Mitglied ist Sara Ferguson, Herzogin von York. Nach der Scheidung von Prinz Andrew 1996 und der damit verbundenen Gewichtszunahme, landete Fergie bei den Weight Watchers. 25 Kilogramm leichter wirbt sie heute als Autorin diverser Bücher für das Abnehmprogramm der Weight Watchers. In Deutschland ist die wohl bekannteste Weight Watcherin Ex-ZDF-Fernsehgarten Moderatorin Andrea Kiewel.

Für wen ist Weight Watchers das Richtige?

Wenn man zu den Menschen zählt, die wöchentliches Wiegen als Ansporn brauchen, um durchzuhalten, dann ist man bei Weight Watchers genau richtig! Die Weight Watchers Treffen, bei denen man vor den Augen der Anderen gewogen wird, verzeihen keinen Ausrutscher! Doch falsches Schamgefühl ist hier fehl am Platz, denn letztlich sitzen alle in einem Boot! Und neben dem Wiegen und dem persönlichen Austausch stehen bei den Weight Watchers Treffen auch immer Vorträge auf dem Programm. Wer also keine Lust hat, sich selbst durch die Diät-Bücher zu kämpfen, wird bei den Weight Watchers Treffen optimal über gesunde Ernährung informiert.

Wer sollte Weight Watchers nicht machen?

Eher Einzelkämpfer als Gruppenmensch? Schamgefühl dem eigenen Körper oder Gewicht gegenüber? Keine Zeit, die wöchentlichen Treffen zu besuchen? Dann besteht immer noch die Möglichkeit des Weight Watchers Online-Programms. Keine Lust, Lebensmittel in das Punktesystem zu kategorisieren und täglich Punkte zu zählen? Dann sollte man das Geld sparen!

Vorteile

- Man darf bei Weight Watchers essen, was man möchte! Es gibt keine Verbote!
- Man darf bei Weight Watchers essen, wann man möchte! Es gibt keine festen Esszeiten!
- Das ausgeklügelte Punktesystem der Weight Watchers erspart lästiges **Kalorienzählen**
- Eine breite Angebotspalette an lizensierten Weight Watchers Produkten ermöglicht die schnelle Küche für zwischendurch!

Nachteile

- 15 Euro Mitgliedsgebühr + 9,95 Euro pro Treffen (Einmal pro Woche); das Online Start Angebot kostet 54,80 Euro (für drei Monate).
- Die angestrebte Fettzufuhr von 10 Prozent bei Weight Watchers ist sehr gering, die Deutsche Gesellschaft für Ernährung empfiehlt für eine ausgewogene Ernährungsweise 30 bis 35 Prozent.
- Die lizensierten Weight Watchers Produkte sind sehr teuer.
- Weight Watchers Rezepte, Punktezählmaschine etc. kosten extra.

Die 24 Stunden Diät

Bei der 24 Stunden Diät wird die Fettverbrennung maximal angekurbelt, sodass dein Körper innerhalb kürzester Zeit viel Fett verbrennt. Die Erfinder dieser Diät geben an, dass in 24 Stunden zwei Kilo weniger durchaus möglich sind — und diese Kilos bleiben für immer weg.

Wie funktioniert die 24 Stunden Diät?

Sport ist ein absolutes Muss. Das Prinzip der 24 Stunden Diät ist es, viel Sport zu treiben und dabei auf Kohlenhydrate weitestgehend zu verzichten. Am besten, du nimmst dir ein Wochenende Zeit, um deine ganz persönliche 24 Stunden Diät auszuführen. Zunächst gilt es, alle Kohlenhydratspeicher im Körper zu leeren. Dafür muss eine lange und schweißtreibende Ausdauereinheit am Abend vor dem eigentlichen 24 Stunden Diät-Tag her. Ob Laufen, Radfahren oder Schwimmen — Hauptsache Intensität und Dauer stimmen: Mindestens 60 Minuten Jogging oder etwa 90 Minuten radfahren sollten es schon sein. Optimal wäre, zwei Stunden vor dieser Sporteinheit nichts mehr zu essen. Nach dem Sport gibt es **eine eiweißreiche Mahlzeit ohne Kohlenhydrate** — die 24 Stunden Diät ist nun schon im vollen Gange.

Sport ist der Schlüssel zum Erfolg bei der 24 Stunden Diät

Am nächsten Morgen steht ein eiweißbetontes Frühstück auf dem Speiseplan der 24 Stunden Diät, um den Fettabbau möglichst intakt zu halten. Vorgesehen sind an diesem Tag der 24 Stunden Diät insgesamt drei kohlenhydratarme, eiweißreiche Mahlzeiten. Nach dem Frühstück steht die nächste Ausdauereinheit auf dem Plan. Auch wenn die Beine vom Abend davor noch müde sind, sollte dieses Workout unbedingt eingehalten werden - und zumindest, was die Länge der Sporteinheit angeht, hat sie es in sich. Diese zweite Sporteinheit der 24 Stunden Diät sollte nämlich sogar noch länger dauern als die erste: Eine Laufeinheit von ca. 75 Minuten oder eine zweistündige Fahrradtour stehen auf dem Programm. Dafür darf die Intensität im Vergleich zum Vorabend etwas gedrosselt werden. Also: Rein in die Laufschuhe und raus an die frische Luft!

Mittags und abends folgt nun noch eine kohlenhydratarme Mahlzeit. Am Tag danach soll die 24 Stunden Diät ihre Wirksamkeit bereits zeigen.

Die 24 Stunden Diät ist sicher eine gute Möglichkeit, kurzfristig etwas für Deine Figur zu tun. Aufgrund des hohen Sportpensums ist ein Grundmaß an Ausdauer Voraussetzung für die 24 Stunden Diät - stark übergewichtige Menschen sollten auf die 24 Stunden Diät verzichten. Die 24 Stunden Diät kann maximal einmal pro Woche durchgeführt werden.

Zwei Rezept-Tipps für die 24 Stunden Diät

Putenfrikadellen

Für dieses kohlenhydratarme Rezept der 24 Stunden Diät brauchst Du:

250g Hackfleisch von der Pute

eine halbe Zwiebel

eine halbe geröstete Paprikaschote

Gewürze: Salz, Pfeffer, Knoblauch, Chili, Muskat

Pflanzenöl

Hackfleisch mit der klein gehackten Zwiebel, der Paprika und den Gewürzen vermengen, Frikadellen formen und in der Pfanne braten. Mache Dir dazu einen knackigen Salat mit Balsamicodressing.

Gefüllte Paprika

Für dieses kohlenhydratarme Rezept der 24 Stunden Diät brauchst Du:

zwei Paprikaschoten

250 Gramm Hackfleisch vom Rind

ein halbes Glas Senf

zwei Scheiben Gouda

125 Milliliter klare Brühe

ein Löffel Tomatenmark

Den Backofen heizt du auf 180 Grad vor und befreist die Paprikaschoten von ihrem Innenleben. Die Innenseiten der Paprikaschoten bestreichst du mit dem Senf und füllst sie anschließend mit dem Hackfleisch. Dann stellst du sie in einer Auflaufform in den Backofen. Die klare Brühe verrührst du mit dem Tomatenmark und gießt die Mischung zwischen die beiden Paprikaschoten in die Auflaufform. Das Ganze wird dann 30-35 Minuten gegart. Fünf Minuten vor Ende der Garzeit legst du jeweils eine Scheibe Gouda auf die Schoten und lässt ihn zerlaufen. Du siehst, auch bei der 24 Stunden Diät kann man ordentlich schlemmen!

Bei jeder Diät sollte man darauf achten, genügend zu trinken und immer auf seinen Körper zu hören. Bei anhaltendem Unwohlsein, Schwindel, Konzentrationsschwäche oder anderen Begleiterscheinungen, sollt die Diät beendet und ein Arzt aufgesucht werden.

Viel Erfolg beim Abnehmen!

www.ingramcontent.com/pod-product-compliance
Lightning Source LLC
Chambersburg PA
CBHW050812290526
45792CB00001B/88